Clinical Cases in Scalp Disorders

头皮疾病
临床病例集

原　著　[波] Anna Waśkiel-Burnat　　[意] Roxanna Sadoughifar
　　　　[意] Torello M. Lotti　　　　[波] Lidia Rudnicka
主　译　杨顶权
副主译　宋秀祖　吴文育　周　城　杨淑霞

中国科学技术出版社
·北 京·

图书在版编目（CIP）数据

头皮疾病临床病例集 /（波）安娜·瓦希基尔 – 伯纳特等原著；杨顶权主译 . -- 北京：中国科学技术出版社 , 2025. 1. -- ISBN 978-7-5236-1091-6

Ⅰ. R758.71

中国国家版本馆 CIP 数据核字第 2024Z2A696 号

著作权合同登记号：01-2024-2692

策划编辑	延　锦　孙　超	
责任编辑	延　锦	
装帧设计	佳木水轩	
责任印制	徐　飞	

出　　版	中国科学技术出版社
发　　行	中国科学技术出版社有限公司
地　　址	北京市海淀区中关村南大街 16 号
邮　　编	100081
发行电话	010-62173865
传　　真	010-62179148
网　　址	http://www.cspbooks.com.cn

开　　本	710mm×1000mm　1/16
字　　数	221 千字
印　　张	14.5
版　　次	2025 年 1 月第 1 版
印　　次	2025 年 1 月第 1 次印刷
印　　刷	北京博海升彩色印刷有限公司
书　　号	ISBN 978-7-5236-1091-6/R·3363
定　　价	208.00 元

（凡购买本社图书，如有缺页、倒页、脱页者，本社销售中心负责调换）

译者名单

主　　审　张建中　北京大学人民医院
　　　　　范卫新　江苏省人民医院
主　　译　杨顶权　中日友好医院
副 主 译　宋秀祖　杭州市第三人民医院
　　　　　吴文育　复旦大学附属华山医院
　　　　　周　城　北京大学人民医院
　　　　　杨淑霞　北京大学第一医院
译　　者　（以姓氏笔画为序）
　　　　　王　萍　延边大学附属医院（延边医院）
　　　　　王有余　贵州省人民医院
　　　　　王培光　安徽医科大学第一附属医院
　　　　　方慧娟　中日友好医院
　　　　　白　伟　延边大学附属医院（延边医院）
　　　　　皮龙泉　延边大学附属医院（延边医院）
　　　　　吕书影　中日友好医院
　　　　　刘　湘　河北省中医院
　　　　　刘青武　中日友好医院
　　　　　刘国艳　山东第一医科大学附属皮肤病医院
　　　　　江蕾微　贵州省人民医院
　　　　　杜旭峰　无锡市人民医院
　　　　　李中明　无锡市人民医院
　　　　　李杰成　北京大学人民医院
　　　　　李佳欣　首都医科大学附属北京同仁医院
　　　　　李煜乾　无锡市人民医院
　　　　　吴瑞英　中日友好医院
　　　　　张　凡　首都医科大学附属北京积水潭医院
　　　　　张　悦　复旦大学附属华山医院
　　　　　陈　曦　首都医科大学附属北京同仁医院

邵光辉　无锡市人民医院

林文君　中日友好医院

林尽染　复旦大学附属华山医院

郑景文　北京中医药大学附属护国寺中医医院

赵恒光　重庆医科大学附属第二医院

胡浩然　首都医科大学附属北京积水潭医院

贺子萱　首都医科大学附属北京友谊医院

袁婧涵　首都医科大学附属北京同仁医院

倪春雅　上海市静安区中心医院

崔　璨　首都医科大学附属北京同仁医院

蒋宇琪　中日友好医院

谢雨彤　首都医科大学附属北京同仁医院

路永红　成都市第二人民医院

禚凤麟　首都医科大学附属北京友谊医院

魏珂璐　复旦大学附属华山医院

魏爱华　首都医科大学附属北京同仁医院

学术秘书　刘青武　中日友好医院

杨知山　中日友好医院

内容提要

本书引进自 Springer 出版社，是一部基于头皮疾病临床病例的实用指南。头皮疾病可能与各种疾病有关，如炎症、肿瘤和全身性疾病等。本书共汇集了60 个病例，每个病例均从鉴别诊断、诊断、病例讨论等方面做了全面论述，详细描述了其临床特征，通过患者病史、体格检查、毛发镜检查和头皮活检等明确诊断，并讨论了常见情况和异常状况的诊断方法及治疗过程。书中配有大量高清临床照片，病例结尾均有此病例的关键点作为总结。本书可作为临床皮肤科医生和医学生不可多得的案头参考用书。

主审简介

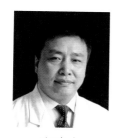

张建中

主任医师、教授，博士研究生导师。亚洲银屑病学会资深顾问，亚洲皮肤科学会理事，国际特应性皮炎研究会理事。世界华人医师协会皮肤科医师协会副会长。中华医学会皮肤性病学分会第十三届主任委员，中国康复医学会皮肤病康复专业委员会名誉主任委员，中国医师协会皮肤科医师分会副会长，中国整形美容协会整形美容与再生医学分会副会长，中华医学会皮肤性病学分会特应性皮炎（湿疹）研究中心首席专家、毛发学组组长，《中华皮肤科杂志》《临床皮肤科杂志》等期刊副主编，*Journal of American Academy of Dermatology*、*Chinese Medical Journal*、*SKINmed* 等期刊编委。在国际上首次报道"特应性皮炎样移植物抗宿主病"，首次报道 *RPL21* 基因是先天性少发症的致病基因，提出了特应性皮炎诊断的"中国标准"。在国内首先发现了游泳池肉芽肿病，组织了我国多种皮肤病诊疗指南的制订，主编了我国第一部卫生健康委员会规划长学制教材《皮肤性病学》，牵头研发了我国1.1 类新药本维莫德，牵头开展了几十项皮肤病药物临床试验，获中华医学会奖、国际皮肤科联盟杰出贡献奖、国家科技进步二等奖等多个奖项，2018 年获"国家名医"称号。发表论文500 余篇，主编和参编著作 50 多部，培养研究生 50 多名。

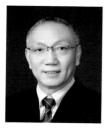

范卫新

主任医师、教授，美国、德国、芬兰博士后。中华医学会皮肤性病学分会毛发学组副组长，中国中西医结合学会皮肤性病学专业委员会毛发学组副组长，江苏省医学会皮肤性病学分会前任主任委员、毛发学组组长，中国老年保健协会毛发保健与疾病防治专委会常务委员，江苏省整形美容协会毛发分会主任委员，《临床皮肤科杂志》主编。从事皮肤科临床、教学、科研 40 年。

主译简介

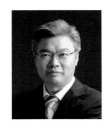

杨顶权

主任医师、美容主诊医师，教授，博士研究生导师。国家中西医结合医学中心毛发专病医联体负责人，中日友好医院毛发医学中心主任、皮肤科副主任，中日友好医院皮肤健康研究所副所长。国家卫生健康委员会毛发质控项目负责人，中国整形美容协会常务理事兼中医美容分会首任会长。中国医师协会皮肤科医师分会委员，中华医学会皮肤性病学分会毛发学组委员，中华中医药学会皮肤分会常务委员，中国中西医结合学会皮肤性病专业委员会委员兼毛发学组副组长，北京中西医结合学会皮肤性病学专委会副主任委员兼毛发学组组长，北京中医药学会皮肤科分会副主任委员，北京医师协会皮肤科分会常务委员。

主要从事疑难皮肤病、毛发疾病、皮肤外科、医学美容的中西医结合临床及科研工作，主持国家自然基金 2 项、省部级课题 3 项，获国家发明专利 2 项。2018 年获得首届全国医美行业科技人物奖突出贡献奖，2023 年获中华中医药学会科技进步三等奖（2/7）。发表论文 130 余篇，其中 SCI 收录论文 20 篇。

中文版序

　　Clinical Cases in Scalp Disorders 中文版终于与国内广大皮肤科医生见面了。本书由中日友好医院杨顶权教授领衔主译，由来自中日友好医院和北京大学人民医院等国内十多家医院皮肤科的中青年医生共同翻译，系统介绍了头皮常见疾病和罕见疾病的临床病例，是一部兼具专业性、实用性、可读性的头皮疾病专著。

　　近年来，生发、育发受到高度关注，而头皮疾病的诊断需求越来越高，有时需要临床、毛发镜、组织病理学的全面评估。本书内容全面丰富，几乎涵盖了所有头皮疾病，非常适合皮肤科医生和医学生，尤其是毛发专病门诊的医生阅读。全书层次分明，结构紧凑，引人入胜，可启发读者深入思考。此外，书中病例资料完整，图文并茂，每个病例均包括患者临床图片、皮肤镜改变、组织病理学改变、鉴别诊断依据、治疗和预后等，使读者能够以一种快速、易掌握的方式获得对疾病纵向和横向的全面认识，极大方便了读者的学习和理解，而且每个病例均介绍了疾病常规和最新的治疗策略，并在文末对疾病特点进行了高度总结，易于读者记忆，临床实用性很强。强烈推荐给全国的皮肤科同道！

　　参与本书翻译工作的各位译者对头皮疾病的研究热情高涨、干劲十足，高质量地完成了本书的翻译及审校工作。在此感谢他们的付出与奉献！

北京大学人民医院

江苏省人民医院

译者前言

头皮是皮肤的重要组成部分，除具有皮肤所有的结构和功能外，还有浓密的毛发，更为密布的皮脂腺、汗腺和血管。头皮疾病包括头皮和毛囊、皮脂腺等附属器的病变。近年来，头皮疾病受到高度关注，头皮疾病的诊断需求越来越高，特别是国内大量毛发专病门诊的开设，迫切需要一部内容全面、翔实的头皮疾病专著。故我们为国内同道推荐并引进翻译了这部优秀的国外头皮疾病著作，希望能够帮助对头皮疾病有兴趣的皮肤科医生更好地学习和研究。

本书引进自 Springer 出版社，介绍了头皮常见和罕见的临床病例，是一部集专业性、实用性、可读性于一体的头皮疾病专著。本书有以下几大特色。

第一，内容全面丰富。几乎涵盖了所有头皮疾病。

第二，讨论式讲解。全书汇集了 60 个病例，每个病例的标题均为该病例的主要特点，在介绍患者病史后，列举出可能的诊断，之后给出确定诊断，层次分明，结构紧凑，引人入胜，并能启发读者深入思考。

第三，病例资料完整，图文并茂。每个病例均包括患者临床图片、皮肤镜改变、组织病理学改变、鉴别诊断依据、治疗和预后等内容，使读者能够以一种快速、易掌握的方式获得对疾病纵向和横向的全面认识，极大方便了读者的学习和理解。

第四，讲解透彻，临床实用性强。每个病例均介绍了常规和最新的治疗策略，并在文末对疾病特点进行了高度总结，易于读者记忆，可为临床实际应用提供参考。

我们相信，该著作的引进和出版能够帮助皮肤科医生在临床工作中更好地诊治头皮疾病。

我们由衷地感谢来自全国各地的参与本书翻译的皮肤科同仁，没有他们的热情与奉献，就没有这部译著的面世。特别感谢北京大学人民医院张建中教授、江苏省人民医院范卫新教授对译稿的细心审读，以及对译者的指导和鼓励。

　　尽管我们在翻译过程中反复推敲和讨论，但金无足赤，加之中外术语规范及语言表述习惯有所不同，书中可能仍遗有不尽如人意之处，在此真诚希望各位读者、专家及国内同行在阅读本书过程中，能够提出宝贵意见和建议。

中日友好医院　杨顶权

目　录

病例 1　头皮弥漫性红斑、鳞屑，伴脱发

Magdalena Jasińska　Adriana Rakowska　Joanna Czuwara　Mateusz Kamiński
Patrycja Gajda-Mróz　Małgorzata Olszewska　Lidia Rudnicka　著
刘青武　译

患者女性，72 岁，因躯干、四肢弥漫性红斑和皮肤异色伴头皮弥漫性脱发、脱屑就诊于皮肤科。1 年前，皮损始发于躯干。此后，病情逐渐进展。4 个月前，出现脱发和脱屑。患者否认发热、体重减轻等全身症状及与受累皮肤相关的主观症状。否认既往皮肤病和其他病史。

体格检查示头皮轻度红斑和鳞屑（图 1-1）。乳房下、腹部、腰骶部、腋窝、腹股沟、大腿等部位可见弥漫性红斑和皮肤异色性斑片。外周淋巴结无肿大。毛发镜下显示大量扭转发、8 字形毛发，可见生长期毛干、黄点征，部分头皮区域可见簇集的白色和淡黄色鳞屑及毛囊针状鳞屑。此外，在毛囊周围可见不规则

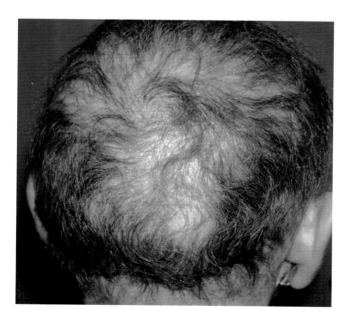

◀ 图 1-1　72 岁女性，头皮
轻度红斑和鳞屑

线状血管分布（图1-2）。

组织病理学检查显示表皮角化过度，毛囊微小化，真皮表皮交界处及毛囊上皮可见大量不典型、增大的淋巴细胞。真皮浅层血管周围有淋巴细胞和组织细胞浸润。真皮乳头处的胶原纤维较厚，表明病程呈慢性进展性（图1-3）。免疫组织化学染色显示 CD_2^+、CD_3^+（<50%）和 CD_7^+（<10%）T 细胞表达减少。实验室检查结果均在正常范围内。

胸部 X 线和腹部超声结果均正常。外周淋巴结超声可见双侧腹股沟椭圆形和梭形淋巴结，未见血流增加征象。

根据病例描述和照片，您的诊断是什么？

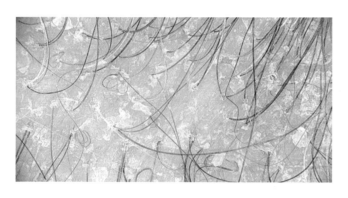

◀ 图1-2　毛发镜下可见8字形毛发、白色和淡黄色鳞屑（20×）

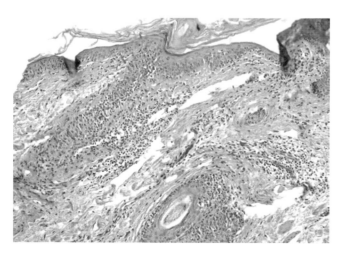

◀ 图1-3　组织病理学检查显示表皮角化过度，毛囊微小化，真皮表皮交界处和毛囊上皮可见大量不典型、增大的淋巴细胞。真皮浅层血管周围淋巴细胞和组织细胞浸润。真皮乳头处的胶原纤维较厚，表明病程呈慢性进展性（HE 染色）

【鉴别诊断】

1. 蕈样肉芽肿病。
2. 变应性接触性皮炎。
3. 银屑病。
4. 脂溢性皮炎。

【诊断】

蕈样肉芽肿病。

【讨论】

蕈样肉芽肿病（mycosis fungoides，MF）是最常见的原发性皮肤 T 细胞淋巴瘤，约占所有非霍奇金淋巴瘤病例的 4%。MF 的发病机制尚不清楚，与遗传易感性、环境、职业和感染因素有关。MF 好发于 50 岁以上的成年人，男性多发 [1]。MF 的临床表现因疾病分期而有所不同：初期为斑片期，表现为单个或多个、直径不等的红斑或淡褐色鳞屑性斑片，最常见于臀部和大腿近端；斑块期表现为基底浸润、隆起、边界清晰、分布不对称的环状或马蹄形皮损，面部和头皮也可能受累；肿瘤期可见直径较大的紫红色丘疹或结节；临床少见的 MF 变异型包括大疱性、紫癜性、皮肤异色性、色素减退性、毛囊性蕈样肉芽肿及佩吉特样网状细胞增多症 [2]。2.5% 的 MF 患者可见脱发，与男性相比，女性更常见。MF 病程中的脱发主要为斑片状（84%），也有可能发生全秃或普秃。MF 患者的脱发有两种临床类型。部分患者的脱发部位可见正常皮肤或轻度红斑、鳞屑。另一部分患者，脱发与斑片状、斑块或毛囊性皮损相关。MF 的诊断需要结合临床、病理和分子特征。组织病理学检查以浅表淋巴细胞浸润、亲表皮及淋巴异型性为主要特征。免疫组化检查以 CD_2^+、CD_3^+（<50%）和 CD_7^+（<10%）T 细胞表达减少为特征 [1, 3]。皮肤镜检查可能有助于初步诊断。MF 皮肤镜特征为白色至浅粉色无结构区、橙色至淡黄色斑片区、点状和线状不规则血管 [4, 5]。毛发镜下可见扭转发、8 字形毛发、毛囊间白色粗大条带、背景颜色不均及毛囊周围血管 [6]。MF 的治疗取决于疾病分期。早期通常推荐外用糖皮质激素、氮芥、

贝沙罗汀、咪喹莫特、补骨脂素 – 紫外线疗法或紫外线 B（ultraviolet B，UVB）疗法。局部放疗和全身皮肤电子束治疗也有效。对于泛发的疾病，可联合使用皮肤导向疗法和系统疗法。可选择的系统治疗方案包括维 A 酸、甲氨蝶呤、干扰素、靶向免疫治疗和化疗[1]。

MF 的头皮受累应与银屑病、接触性皮炎及脂溢性皮炎相鉴别。

脂溢性皮炎是一种慢性炎症性皮肤病。表现为边界清楚的附着油腻淡黄色鳞屑的红色斑块，通常伴有瘙痒感[7]。脂溢性皮炎具有季节性特征，冬季发病较多，夏季通常好转。少见脱发[8]。

变应性接触性皮炎是一种炎症性、湿疹性皮肤病。因头皮区域的表皮较厚，皮损很少出现在头皮区域。即使头皮接触刺激物或变应原，症状也通常出现在面部或颈部。临床上，接触性皮炎表现为伴脱屑的红斑，并伴瘙痒。在急性皮炎中，可能出现水疱或脓疱。少见脱发[9]。

头皮银屑病的特征是伴银白色鳞屑的肥厚性红色斑块，或局限在发际线内，或延伸到前额、耳和颈后。多数患者会出现严重瘙痒。少见脱发[10]。

该患者确诊为 MF。治疗上予皮下注射甲氨蝶呤（15mg，每周 1 次）和局部外用 0.05% 丙酸氯倍他索乳膏（每日 1 次）治疗。

关键点

- 2.5% 的蕈样肉芽肿病患者伴有脱发，脱发包括斑片型、全秃型或普秃型。
- 在蕈样肉芽肿病患者中，可观察到皮肤正常或伴有斑片状、斑块或毛囊性皮损的脱发。

参 考 文 献

[1] Vaidya T, Badri T. Mycosis fungoides. Treasure Island (FL): StatPearls; 2020.

[2] Larocca C, Kupper T. Mycosis fungoides and Sézary syndrome: an update. Hematol Oncol Clin North Am. 2019;33(1):103–20.

[3] Cerroni L. Mycosis fungoides-clinical and histopathologic features, differential diagnosis, and treatment. Semin Cutan Med Surg. 2018;37(1):2–10.

[4] Lallas A, Apalla Z, Lefaki I, Tzellos T, Karatolias A, Sotiriou E, et al. Dermoscopy of early stage

mycosis fungoides. J Eur Acad Dermatol Venereol. 2013;27(5):617–21.

[5] Sławińska M, Sokołowska-Wojdyło M, Sobjanek M, Golińska J, Nowicki RJ, Rudnicka L. The significance of dermoscopy and trichoscopy in differentiation of erythroderma due to various dermatological disorders. J Eur Acad Dermatol Venereol. 2021;35(1):230–40.

[6] Rakowska A, Jasińska M, Sikora M, Czuwara J, Gajda-Mróz P, Warszawik-Hendzel O, et al. Cutaneous T-cell lymphoma in erythrodermic cases may be suspected on the basis of scalp examination with dermoscopy. Sci Rep. 2021;11(1):282.

[7] Borda LJ, Wikramanayake TC. Seborrheic dermatitis and dandruff: a comprehensive review. J Clin Investig Dermatol. 2015;3(2).

[8] Clark GW, Pope SM, Jaboori KA. Diagnosis and treatment of seborrheic dermatitis. Am Fam Physician. 2015;91(3):185–90.

[9] Rozas-Muñz E, Gamé D, Serra-Baldrich E. Allergic contact dermatitis by anatomical regions: diagnostic clues. Actas Dermosifiliogr. 2018;109(6):485–507.

[10] Blakely K, Gooderham M. Management of scalp psoriasis: current perspectives. Psoriasis (Auckl). 2016;6:33–40.

病例 2　头皮化脓性结节

Karolina Kozera-Wojtan　Adriana Rakowska　著

邵光辉　杜旭峰　译

患者男性，25 岁，因头皮化脓性结节 2 年就诊。患者未诉任何症状。曾使用过合成类固醇来提高体能。

体格检查示顶部和枕部头皮沼泽状化脓性结节，伴脱发（图 2–1）。触诊可见脓性及血性分泌物。另外，可见面部聚合性痤疮。毛发镜下显示黄点征、3D 黄点征、黑点征和黄色无结构区（图 2–2）。

组织病理学检查显示真皮内毛囊周围中性粒细胞性混合性炎症细胞浸润。

根据病例描述和照片，您的诊断是什么？

【鉴别诊断】

1. 脱发性毛囊炎。
2. 瘢痕疙瘩性痤疮。
3. 分割性蜂窝织炎。
4. 疖病。

【诊断】

分割性蜂窝织炎。

【讨论】

分割性蜂窝织炎（dissecting cellulitis，DC）是一种慢性炎症性疾病，属于原发性中性粒细胞性瘢痕性脱发[1, 2]。DC 的发病机制尚不清楚。然而，角化过度、毛囊闭塞及随后的炎症作用已有报道[2, 3]。也有报道提出了雄激素的作用[3]。DC 几乎只发生于非洲裔的年轻男性。临床上表现为多发坚实的紫红色丘疹，可

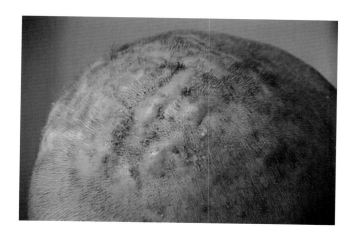

◀ 图 2-1 25 岁男性，顶部和枕部头皮化脓性结节，伴脱发

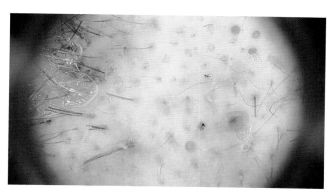

◀ 图 2-2 毛发镜下可见黄点征、3D 黄点征、黑点征和黄色无结构区（20×）

融合形成斑块和结节。也可出现脓肿和窦道伴脓性或血性液体，还可能出现增生性瘢痕和瘢痕疙瘩。顶部和枕部最常受累。DC 病程通常是慢性的，具有周期性。DC 的诊断主要根据临床表现和组织病理学特征。毛发镜检查可避免头皮活检。毛发镜检查结果因疾病的分期和活动度而异。在疾病早期以黄点征和黑点征为主，进展期可见 3D 黄点征（肥皂泡样）和黄色无结构区。终末期表现为无毛囊开口的乳白色或白色区域[4]。组织病理学检查的特征是真皮下层淋巴细胞浸润，并延伸至皮下组织。其他特征包括由中性粒细胞、淋巴细胞和浆细胞组成的脓肿及肉芽肿性异物反应[5]。DC 患者的细菌培养和真菌培养结果通常为阴性。但也可能出现继发性二重感染（金黄色葡萄球菌、铜绿假单胞菌、厌氧菌）。治疗方案包括外用或皮损内注射糖皮质激素、外用抗生素、系统使用抗生素（环丙沙星、克林霉素、利福平和甲氧苄啶/磺胺甲噁唑）和异维 A 酸。系统使用糖

皮质激素和肿瘤坏死因子（tumor necrosis factor，TNF）抑制药也可能有用[1-3]。

该患者的鉴别诊断包括脱发性毛囊炎、瘢痕疙瘩性痤疮和疖病。

脱发性毛囊炎最常见于青中年男性。该病最初的特征是毛囊性丘疹和脓疱。随后，出现簇状发、糜烂、出血性结痂及结节。皮损最常见于头皮顶部和枕部，但也可能出现在其他部位，包括面部、颈部、腋窝和耻骨区[6]。

项部瘢痕疙瘩性痤疮，又称项部瘢痕疙瘩性毛囊炎，主要影响非洲裔年轻人。临床表现为单发或多发光滑的圆顶状、坚实的毛囊性丘疹和脓疱，进展为伴脱发的瘢痕疙瘩样斑块。在慢性复发性疾病中可观察到脓肿和化脓性瘘管。病变主要发生在颈部及枕部[7]。

疖病是毛囊深部感染，导致伴脓液和坏死组织积聚的脓肿形成。最常见的感染原是金黄色葡萄球菌，但其他细菌也可能是致病的。临床上，疖表现为大小不等的红色、肿胀和压痛的结节，有时上面有脓疱。相邻的几个被感染毛囊可融合并形成一个更大的结节，称为痈。皮损可以出现在任何有毛发的区域。然而，下肢最常受累。皮损愈合后可能会形成瘢痕[8]。

根据临床表现、毛发镜检查和组织病理学结果，该患者被诊断为 DC。给予患者口服异维 A 酸 20mg/d 治疗，耐受性良好，在数周内达到临床好转。

关键点

- 分割性蜂窝织炎是一种原发性中性粒细胞性瘢痕性脱发。
- 表现为多个坚实的紫红色丘疹，融合形成斑块和结节；也可见脓肿和伴有脓性或血性液体的窦道。

参 考 文 献

[1] Guo W, Zhu C, Stevens G, Silverstein D. Analyzing the efficacy of izotretinoin in treating dissecting cellulitis: a literature review and meta-analysis. Drugs R&D. 2021;21(1):29-37.

[2] Sung K, Lee S, Jeong Y, Lee S. Dissecting cellulitis of the scalp: a diagnostic challenge. Arch Plast Surg. 2020;47(6):631–2.

[3] Kurtzman DJB, Alexander CE. Image gallery: dissecting cellulitis of the scalp following anabolic steroid use. Br J Dermatol. 2017;177(4):e160.

[4] Melo DF, Lemes RD, Pirmez R, Duque-Estrada B. Trichoscopic stages of dissecting cellulitis: a potential complementary tool to clinical assessment. An Bras Dermatol. 2020;95(4):514–7.

[5] Uchiyama M, Harada K, Tobita R, Irisawa R, Tsuboi R. Histopathologic and dermoscopic features of 42 cases of folliculitis decalvans: a case series. J Am Acad Dermatol. 2020;S0190–9622(20):30515–6.

[6] Bolduc C, Sperling LC, Shapiro J. Primary cicatricial alopecia: other lymphocytic primary cicatricial alopecias and neutrophilic and mixed primary cicatricial alopecias. J Am Acad Dermatol. 2016;75(6):1101–17.

[7] East-Innis ADC, Stylianou K, Paolino A, Ho JD. Acne keloidalis nuchae: risk factors and associated disorders – a retrospective study. Int J Dermatol. 2017;56(8):828–32.

[8] Ibler KS, Kromann CB. Recurrent furunculosis – challenges and management: a review. Clin Cosmet Investig Dermatol. 2014;7:59–64.

病例 3　头皮巨大皮损

Katarzyna Borowska　Piotr Brzeziński　著

刘国艳　译

患者男性，28 岁，因头皮发生缓慢增大的先天性皮损就诊。

皮肤科检查可见头皮上单发的淡黄色疣状斑块（6cm×6cm）（图 3-1）。皮损出生时就存在，随着年龄增长缓慢增大，青春期快速增大。无其他生长和发育异常。皮损组织病理学显示表皮增生肥厚，真皮内皮脂腺增生和异位。

根据病例描述和照片，您的诊断是什么？

【鉴别诊断】

1. 脂溢性角化病。

2. 表皮痣。

3. 皮脂腺痣。

4. 幼年型黄色肉芽肿。

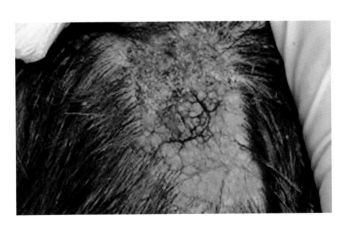

◀ 图 3-1　一名 28 岁男性，头皮淡黄色疣状斑块

【诊断】

皮脂腺痣。

【讨论】

皮脂腺痣（nevus sebaceus）是一种先天性畸形，由 Josef Jadassohn 于 1895 年首次描述，估计发病率不足 1/100 000 [1, 2]。该病是一种相对少见的错构瘤，不仅累及毛囊皮脂腺，还可累及表皮及其他皮肤附属器 [3]。皮脂腺痣发病无性别差异 [4]，最常见的发病部位是头皮（59.3%），但也可发生于面部、颈部或口腔黏膜等其他部位 [5, 6]。皮脂腺痣的发展往往经历 3 个阶段 [7]：婴儿期，皮脂腺痣通常表现为表面光滑或天鹅绒般的黄橙色斑块，边界清，组织学上缺乏发育不全的皮脂腺和毛囊；青春期，激素的变化导致皮损皮脂腺增生，皮损快速增大，呈疣状外观；最后阶段的特征是出现结节或肿瘤，并伴有细毛细血管扩张 [8]，光镜下可见大量增生的皮脂腺，其上方的表皮往往呈乳头瘤样增生，伴角化过度。在第 3 阶段（成年晚期），皮脂腺痣有明显的肿瘤转变倾向 [9]。提示肿瘤转变的临床体征包括皮损的迅速增大和结节或溃疡形成 [10]。皮脂腺痣可继发多种良性和（或）恶性附属器肿瘤，如基底细胞癌（basal cell carcinoma，BCC）、乳头状汗管囊腺瘤、毛母细胞瘤和汗腺瘤等 [11]。同一皮损偶尔会同时出现多种肿瘤，但罕见同时出现 4 个或更多的肿瘤 [12]。一项对 4900 例皮脂腺痣的 Meta 分析发现，24% 的患者出现了继发性肿瘤；最常见的是良性基底细胞样增生，如毛母细胞瘤 [13]。

手术干预的时机存在争议，对于手术干预还是密切随访观察，目前还没有明确的共识。较小的皮损更容易切除，但年轻患者可能对麻醉的依从性较差。继发性肿瘤通常仅发生于成人患者。

该患者确诊为皮脂腺痣。患者拒绝手术治疗，先后给予 2 次 CO_2 激光治疗，效果良好（图 3-2）。

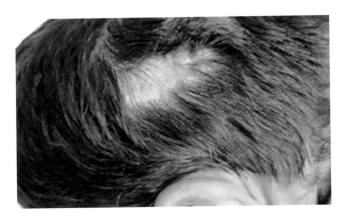

◀ 图 3-2 经 CO_2 激光治疗后的皮损

关键点

- 皮脂腺痣的鉴别诊断取决于其发展阶段。
- 一般来说，皮脂腺痣是良性的。
- 皮损出现迅速扩大、形成结节或溃疡时提示肿瘤性质转化。
- 继发性肿瘤的进展和发生频率随患者年龄的增长而增加。
- 手术干预的时机尚存在争议。

参考文献

[1] Laino L, Steensel MA, Innocenzi D, Camplone G. Familial occurrence of nevus sebaceus of Jadassohn: another case of paradominant inheritance? Eur J Dermatol. 2001;11:97–8.

[2] Weyers W. Josef Jadassohn—an appreciation on the occasion of his 150th birthday. Am J Dermatopathol. 2013;35:742–51.

[3] West C, Narahari S, Kwatra S, Feldman S. Autosomal dominant transmission of nevus sebaceus of Jadassohn. Dermatol Online J. 2012;18:17.

[4] Happle R, Konig A. Familial naevus sebaceus may be explained by paradominant transmission. Br J Dermatol. 1999;141:377.

[5] Morency R, Labelle H. Nevus sebaceus of Jadassohn: a rare oral presentation. Oral Surg Oral Med Oral Pathol. 1987;64:460–2.

[6] Al Hammadi A, Lebwohl MG. Nevus sebaceus. 2014. http://emedicine.medscape.com/article/1058733– overview. Accessed 20 May 2015.

[7] Mehregan A, Pinkus H. Life history of organoid nevi. Special reference to nevus sebaceus of

Jadassohn. Arch Dermatol. 1965;91:574–88.

[8] Kim NH, Zell DS, Kolm I, Oliviero M, Rabinovitz HS. The dermoscopic differential diagnosis of yellow lobularlike structures. Arch Dermatol. 2008;144:962.

[9] Jaqueti G, Requena L, Sánchez Yus E. Trichoblastoma is the most common neoplasm developed in nevus sebaceus of Jadassohn: a clinicopathologic study of a series of 155 cases. Am J Dermatopathol. 2000;22:108–18.

[10] Miller CJ, Ioffreda MD, Billingsley EM. Sebaceous carcinoma, basal cell carcinoma, trichoadenoma, trichoblastoma, and syringocystadenoma papilliferum arising within a nevus sebaceus. Dermatol Surg. 2004;30:1546–9.

[11] Elder DE, Elenitsas R, Johnson BL, Murphy GF. Lever's histopathology of the skin. 9th ed. Philadelphia: Lippincott Williams & Wilkins; 2005.

[12] Stavrianeas NG, Katoulis AC, Stratigeas NP, Karagianni IN, Patertou-Stavrianea M, Varelzidis AG. Development of multiple tumors in a sebaceous nevus of Jadassohn. Dermatology. 1997;195:155–8.

[13] Groesser L, Herschberger E, Ruetten A, et al. Postzygotic HRAS and KRAS mutations cause nevus sebaceous and Schimmelpenning syndrome. Nat Genet. 2012;44(7):783–8.

病例 4　头皮深棕色皮损

Anna Waśkiel-Burnat　Olga Warszawik-Hendzel

Małgorzata Olszewska　Lidia Rudnicka　著

袁婧涵　李佳欣　魏爱华　译

患儿男性，2 月龄，出生时头皮上即有一处深棕色皮疹。无皮肤病和其他疾病，无类似皮损的家族史。

体格检查示枕部右侧头皮一处深棕色斑块（图 4-1）。皮肤镜下可观察到深棕色和棕色无结构区（图 4-2）。

根据病例描述和照片，您的诊断是什么？

【鉴别诊断】

1. 蒙古斑。

2. 先天性黑素细胞痣。

3. 斑痣。

4. 牛奶咖啡色斑。

【诊断】

先天性黑素细胞痣。

【讨论】

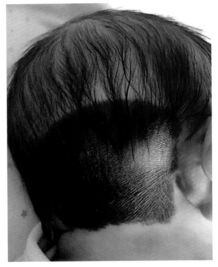

▲ 图 4-1　一名 2 月龄男患儿，枕部右侧头皮一处深棕色斑块

先天性黑素细胞痣（congenital melanocytic nevus，CMN）是在出生时或出生后 2 年内出现的黑素细胞痣[1]。该病由出生前体细胞中参与丝裂原活化蛋白激酶

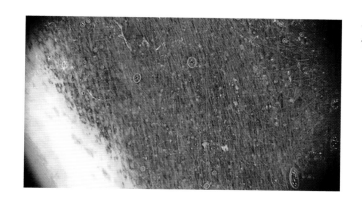

（mitogen-activated protein kinase，MAPK）通路相关的基因突变引起[2]。先天性黑素细胞痣相对常见，在新生儿中的发病率为 0.2%～6%[2]。女性多发。先天性黑素细胞痣最初表现为色素斑疹或稍隆起的椭圆形丘疹或斑块。随着时间推移颜色逐渐变深，隆起或呈疣状。先天性黑素细胞痣可表现为淡棕色到黑色等多种颜色。常伴有多毛。先天性黑素细胞痣的生长常与儿童生长发育成正比[1, 3]。虽然通常无症状，但较大的皮损可能出现干燥、溃疡、瘙痒或皮肤糜烂的临床表现。此外，不美观的皮损外观可能会对儿童和父母造成严重的社会心理方面的影响[1]。先天性黑素细胞痣根据其成年后的大小，可分为小型（1.5cm）、中型（1.5 ～20cm）、大型或巨大型（20cm）3 种类型[3]。巨大痣偶见小的卫星灶。先天性黑素细胞痣可能与中枢神经系统黑素细胞增殖有关。在这种情况下，可能会合并神经症状，包括癫痫发作、脑神经功能障碍或颅内压升高的体征和症状[3]。此外，大的皮损进展为黑素瘤的风险增高。通常根据临床表现对先天性黑素细胞痣进行诊断，诊断存疑时可行皮肤镜检查或皮肤病理活检。皮肤镜检查的特征是球状、无结构、网状或混合状色素模式。组织病理学检查显示黑素细胞或痣细胞表皮内排列有序，在真皮内呈索条状、片状或巢状[3]。该病的治疗方案可分为手术和非手术治疗。非手术治疗选择包括皮肤磨削、化学换肤、冷冻疗法、电灼切除和剥脱性激光等方式。上述方法可减少色素沉着，改善美容外观，但不能完全去除痣细胞[3]。

　　该患者的鉴别诊断包括蒙古斑、斑痣和牛奶咖啡色斑。

　　蒙古斑是一种先天性胎记，最常见于腰骶部。其颜色可从淡蓝绿色到黑色，呈椭圆形或形状不规则。非洲裔或亚洲裔个体多发[4]。

斑痣表现为边界清晰的棕褐色斑点或斑块，在色素沉着的背景上遍布着大量深褐色小斑点或丘疹。最常见的皮损出现在婴儿期或儿童期，躯干和四肢多发[5]。

牛奶咖啡色斑呈均匀的棕褐色圆形或椭圆形斑点，边缘清晰和形状多变。初期皮损常与身体生长成比例扩大，后逐渐稳定。之后可能还出现退化[6]。

根据临床和皮肤镜检查结果，该患者确诊为先天性黑素细胞痣。

关键点

- 先天性黑素细胞痣是在出生时或出生后 2 年内出现的黑素细胞痣。
- 先天性黑素细胞痣表现为色素斑或稍隆起的椭圆形丘疹或斑块。颜色通常随时间的推移而加深，隆起或起呈疣状。

参考文献

[1] Macneal P, Patel BC. Congenital melanocytic nevi. Treasure Island (FL): StatPearls; 2020.

[2] Zayour M, Lazova R. Congenital melanocytic nevi. Clin Lab Med. 2011;31(2):267–80.

[3] Navarro-Fernandez IN, Mahabal G. Congenital nevus. Treasure Island (FL): StatPearls; 2020.

[4] Gupta D, Thappa DM. Mongolian spots: how important are they? World J Clin Cases. 2013;1(8):230–2.

[5] Vaidya DC, Schwartz RA, Janniger CK. Nevus spilus. Cutis. 2007;80(6):465–8.

[6] Taïeb A, Boralevi F. Hypermelanoses of the newborn and of the infant. Dermatol Clin. 2007;25(3):327–36. viii

病例 5　后颈部瘢痕疙瘩样斑块

Enechukwu Nkechi Anne　著

李煜乾　杜旭峰　译

患者男性，30 岁，非洲裔，后颈部进行性生长皮损 2 年。患者诉瘙痒和灼烧感，并在理发后加重。此外，偶尔会有出血和脓性分泌物。患者自诉经常剃光头发。无发热、骨痛或腋下溢脓、肿胀。无寻常痤疮史及类似疾病家族史。

体格检查示后颈部坚实的瘢痕疙瘩样斑块，伴有脱发（图 5-1）。毛发镜下，瘢痕疙瘩性斑块可见周围色素沉着和中央无毛囊开口的白色区域（图 5-2）。

根据病例描述和照片，您的诊断是什么？

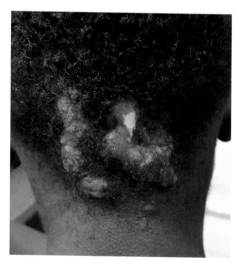

▲ 图 5-1　一名 30 岁男性，后颈部瘢痕疙瘩样斑块

【鉴别诊断】

1. 项部瘢痕疙瘩性毛囊炎。
2. 头皮分割性蜂窝织炎。
3. 脱发性毛囊炎。
4. 脓癣。

【诊断】

项部瘢痕疙瘩性毛囊炎。

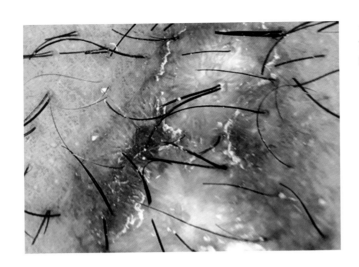

◀ 图 5-2　毛发镜可见周围色素沉着和中央无毛囊开口的白色区域（20×）

【讨论】

项部瘢痕疙瘩性痤疮（acne keloidalis nuchae），又称项部瘢痕疙瘩性毛囊炎（folliculitis keloidalis nuchae），是一种反复发作的毛囊慢性炎症，并可导致瘢痕性脱发[1]。其发病机制尚不清楚。目前认为其与雄激素、肥胖和遗传易感性有关。内生发、创伤、感染、剃光头、衣领和头盔的摩擦被认为是触发因素[1-3]。最常见于头发紧卷的非洲裔年轻男性。早期项部瘢痕疙瘩性痤疮的临床特征是出现单个或多个光滑的圆顶状、坚硬的毛囊性丘疹和脓疱，晚期逐渐进展为伴有脱发的瘢痕疙瘩样斑块。在慢性复发的情况下，可出现脓肿和脓性瘘管。病变主要发生在颈部和枕部头皮[4]，常伴有疼痛、瘙痒、灼烧感及出血。项部瘢痕疙瘩性痤疮的诊断通常基于临床表现。毛发镜下早期可见伴毛周白色晕的脓疱和圆顶状色素沉着性丘疹，进展期可见簇状发、毛囊开口消失和纤维性白色区域。组织学可见含有组织细胞、巨细胞和浆细胞的非特异性肉芽组织[5]。项部瘢痕疙瘩性痤疮的传统治疗侧重于通过避免机械刺激和使用抗菌清洁剂预防继发感染以控制疾病进展[6]。药物治疗包括外用和皮损内注射皮质类固醇、局部和全身应用抗生素和维 A 酸。严重和顽固性病变可以采用手术方式，并可联合术后放射治疗、电刀和冷冻术，以及激光治疗。

该患者的鉴别诊断包括脱发性毛囊炎、头皮分割性蜂窝织炎和脓癣。

脱发性毛囊炎是一种原发性中性粒细胞性瘢痕性脱发[5]，常见于非洲裔中年男性，但也可见于白种人[7]。临床上，该病以毛囊性丘疹、脓疱及簇状发为特征。后期出现瘢痕形成[8]。脱发性毛囊炎病变并不局限于枕部，通常位于顶部头皮。此外，胡须、颈部、腋窝和耻骨等其他部位毛发也可受到影响[5]。

头皮分割性蜂窝织炎是一种原发性中性粒细胞性瘢痕性脱发，几乎只发生于非洲裔的年轻男性[5]。该病可单独发生，也可作为毛囊闭锁四联征（化脓性汗腺炎、聚合性痤疮、头皮分割性蜂窝织炎和藏毛囊肿）的一个组成部分发生[8]。头皮分割性蜂窝织炎表现为毛囊性丘疹和脓疱，并进展为深层波动性结节、脓肿和大的窦道，导致瘢痕性脱发，顶部和枕部头皮最常受累[8]。

脓癣是一种炎症性头癣，主要见于青春期前人群[9]。它表现为一种疼痛的硬壳状痈样沼泽状斑块，随后形成瘢痕。它通常以孤立的皮损形式出现，最常发生在枕部[10]。

根据该患者的病史和临床表现，诊断为项部瘢痕疙瘩性痤疮。患者接受了皮损内皮质类固醇注射和口服多西环素治疗。建议其避免频繁剃头、穿紧领衣服及佩戴头盔。

关键点

- 项部瘢痕疙瘩性痤疮主要发生于非洲裔年轻男性。
- 该疾病的特征是毛囊丘疹和脓疱，逐渐进展为伴脱发的瘢痕疙瘩样斑块。
- 最常累及颈部和枕部。

参考文献

[1] Ogunbiyi A. Acne keloidalis nuchae: prevalence, impact, and management challenges. Clin Cosmet Investig Dermatol. 2016;9:483–9.

[2] Ogunbiyi A, Adedokun B. Perceived aetiological factors of folliculitis keloidalis nuchae (acne keloidalis) and treatment options among Nigerian men. Br J Dermatol. 2015;173(Suppl 2):22–5.

[3] Matsunaga AM, Tortelly VD, Machado CJ, Pedrosa LR, Melo DF. High frequency of obesity in acne keloidalis nuchae patients: a hypothesis from a Brazilian study. Skin Appendage Disord. 2020;6(6):374–8.

[4] East-Innis ADC, Stylianou K, Paolino A, Ho JD. Acne keloidalis nuchae: risk factors and associated disorders – a retrospective study. Int J Dermatol. 2017;56(8):828–32.

[5] Kanti V, Rowert-Huber J, Vogt A, Blume-Peytavi U. Cicatricial alopecia. J Dtsch Dermatol Ges. 2018;16(4):435–61.

[6] Maranda EL, Simmons BJ, Nguyen AH, Lim VM, Keri JE. Treatment of acne keloidalis nuchae: a systematic review of the literature. Dermatol Ther. 2016;6(3):363–78.

[7] Ross EK, Vincenzi C, Tosti A. Videodermoscopy in the evaluation of hair and scalp disorders. J Am Acad Dermatol. 2006;55(5):799–806.

[8] Fanti PA, Baraldi C, Misciali C, Piraccini BM. Cicatricial alopecia. G Ital Dermatol Venereol. 2018;153(2):230–42.

[9] Stein LL, Adams EG, Holcomb KZ. Inflammatory tinea capitis mimicking dissecting cellulitis in a postpubertal male: a case report and review of the literature. Mycoses. 2013;56(5):596–600.

[10] John AM, Schwartz RA, Janniger CK. The kerion: an angry tinea capitis. Int J Dermatol. 2018;57(1):3–9.

病例6 头皮反复脱屑和瘙痒

Agnieszka Kaczorowska　　Anna Waśkiel-Burnat　著
郑景文　译

　　患者男性，30岁，反复头皮脱屑和毛发油腻4年。患者还诉剧烈瘙痒。病情冬季加重，夏季减轻，尤其在日晒后加重。患者否认症状和特定洗发水、护发素、染发剂、美发产品及头饰有关。患者患抑郁症10年，无皮肤病家族史。

　　体格检查显示头皮弥漫性红斑伴有淡黄色油腻鳞屑（图6-1），毛发镜下可见淡黄色、弥漫性鳞屑和细分支状血管（图6-2）。

　　根据病例描述和照片，您的诊断是什么？

【鉴别诊断】

1. 银屑病。
2. 脂溢性皮炎。
3. 头癣。
4. 接触性皮炎。

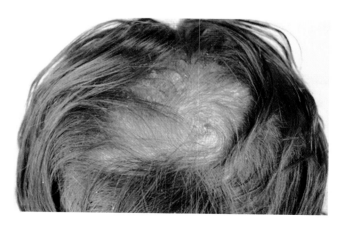

◀ 图6-1　一名30岁男性，头皮弥漫性红斑和淡黄色油腻鳞屑

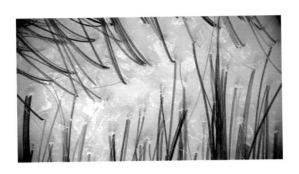

◀ 图 6–2　毛发镜下可见淡黄色鳞屑（20×）

【诊断】

脂溢性皮炎。

【讨论】

脂溢性皮炎（seborrheic dermatitis）是一种慢性炎症性皮肤病，在普通人群中发病率为 3%～10%。脂溢性皮炎的发病机制尚不完全清楚，可能与糠秕马拉色菌及其代谢产物有关。脂溢性皮炎主要发生在婴幼儿（通常在出生后 3 个月内）、青少年、青壮年和老年人。男性比女性更为多发[1]。该病更多见于免疫功能低下患者（如器官移植受者、HIV 携带者 / 艾滋病患者、慢性酒精性胰腺炎患者）、神经和精神疾病患者（如帕金森病、抑郁症、癫痫）和唐氏综合征患者[2]。脂溢性皮炎的特点是附着油腻淡黄色鳞屑的红色斑块，不伴脱发[2]，通常会有轻微的瘙痒。病变部位多位于皮脂腺分布密集的区域，如头皮（主要是头顶部区域）、鼻唇沟、耳、眉、胸部、背部、腋窝和腹股沟[2, 3]。脂溢性皮炎往往会随着压力加剧，冬季加重，夏季减轻。脂溢性皮炎的诊断通常是根据临床表现确诊。如果不能确诊，可以行毛发镜检查和组织病理学检查。脂溢性皮炎最典型的皮肤镜特征包括增多的细分枝状血管和淡黄色鳞屑[4]。组织病理学检查显示棘层肥厚，局灶海绵状水肿和角化不全[1]。对于头皮脂溢性皮炎的治疗，可以使用含有二硫化硒的洗发水、吡硫翁锌、煤焦油或抗真菌药。对于更严重的炎症，可以外用皮质类固醇激素。对面积特别广泛或难治性脂溢性皮炎，可以口服抗真菌药或异维 A 酸[5]。

此病例的鉴别诊断包括银屑病、头癣和接触性皮炎。

银屑病是最主要的鉴别诊断。银屑病主要累及肘、膝关节伸侧、头皮及腰部。头皮银屑病的主要特征是伴银白色鳞屑的红色肥厚性斑块，主要沿发际线分布或延伸到前额、耳和后颈部。最常累及前额部和枕部，可伴有瘙痒[6]。"脂溢性银屑病"一词指脂溢性皮炎和银屑病之间存在重叠情况[4]。

另一种鉴别诊断是头癣，头癣是一种好发于儿童的头皮真菌感染性疾病。该病的特点是脱发区同时伴有脱屑、炎症或脓疱[7]，常伴瘙痒[4]。

接触性皮炎是一种炎症性湿疹样皮肤病。该病很少出现在头皮部位，因为头皮的表皮很厚。即使头皮上接触刺激物或变应原，症状也通常会出现在面部或颈部。接触性皮炎临床表现为红斑伴有脱屑和瘙痒[8]。在急性期，可出现水疱或者脓疱。

根据临床表现，该患者诊断为脂溢性皮炎。推荐使用酮康唑洗剂和外用糠酸莫米松，每周 2 次，皮损消退。

关键点

- 脂溢性皮炎是一种常见的头皮炎症性皮肤病。
- 其临床表现为附着淡黄色鳞屑的红斑，同时伴有瘙痒。

参 考 文 献

[1] Naldi L, Diphoorn J. Seborrhoeic dermatitis of the scalp. BMJ Clin Evid. 2015;2015:1713.

[2] Borda LJ, Wikramanayake TC. Seborrheic dermatitis and dandruff: a comprehensive review. J Clin Investig Dermatol. 2015;3(2) https://doi.org/10.13188/2373– 1044.1000019.

[3] Tucker D, Masood S. Seborrheic dermatitis. Treasure Island (FL): StatPearls; 2020.

[4] Rudnicka L, Olszewska M, Rakowska A. Atlas of trichoscopy: dermoscopy in hair and scalp disease. London: Springer; 2012.

[5] Borda LJ, Perper M, Keri JE. Treatment of seborrheic dermatitis: a comprehensive review. J Dermatolog Treat. 2019;30(2):158–69.

[6] Blakely K, Gooderham M. Management of scalp psoriasis: current perspectives. Psoriasis (Auckl). 2016;6:33–40.

[7] Adesiji YO, Omolade FB, Aderibigbe IA, Ogungbe O, Adefioye OA, Adedokun SA, et al. Prevalence of tinea capitis among children in Osogbo, Nigeria, and the associated risk factors. Diseases. 2019;7(1):13.

[8] Rozas-Muñoz E, Gamé D, Serra-Baldrich E. Allergic contact dermatitis by anatomical regions: diagnostic clues. Actas Dermosifiliogr. 2018;109(6):485–507.

病例 7　头皮剧烈瘙痒

Sylwia Chrostowska　Joanna Golińska　Aleksandra Wielgoś　著

江蕾微　王有余　译

患者女性，32 岁，头皮剧烈瘙痒数周。该患者为一名幼儿园教师，既往无皮肤病及其他疾病病史。患者姐姐患脂溢性皮炎。

体格检查示头皮及后颈部有抓痕、红斑和轻度鳞屑。此外，可见虱卵和虱成虫。毛发镜下可见附着于毛干上的虱及棕色半透明的卵圆形虱卵（图 7-1 和图 7-2）。

根据病例描述和照片，您的诊断是什么？

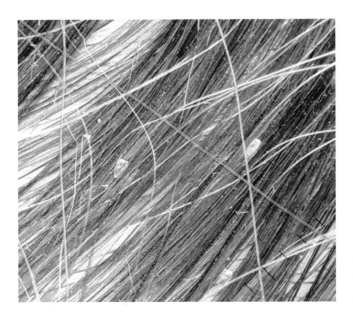

◀ 图 7-1　毛发镜示棕色半透明卵圆形虱卵附着于毛干上（10×）

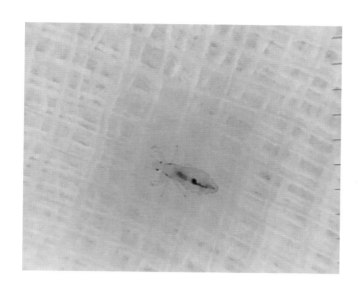

◀ 图 7-2　毛发镜示一只虱
（10×）

【鉴别诊断】

1. 头虱病（头虱）。

2. 头癣。

3. 银屑病。

4. 脂溢性皮炎。

【诊断】

头虱病（头虱）。

【讨论】

头虱是感染头皮区域的专性体外寄生虫。头虱病（pediculosis capitis）在全世界范围都有发现，无年龄、性别、种族或社会经济阶层的限制。其主要传播方式为直接头对头接触。头虱为体长 2～3mm 的寄生虫，以人血为食，每 4～6小时进食一次。雌虱的寿命为 30 天，在此期间，它每日在毛干上产 5～10 枚卵。头虱病最常见于 3—11 岁的儿童。其特征为头皮和后颈部的抓痕、红斑和鳞屑。伴瘙痒感和烧灼感。若继发细菌性感染，则可能出现低热和局部淋巴结病。查见头发上的虱卵和（或）虱成虫可确诊。活卵通常呈棕褐色到棕色，而空卵呈透明到白色。皮肤镜有助于更好地观察虱卵和虱成虫。在头虱病的治疗上，通常使用除虫菊酯协同胡椒基丁醚或苄氯菊酯乳膏/洗剂，亦推荐使用苯甲醇洗剂、二甲硅油、多杀菌素乳膏洗剂和伊维菌素溶液。头虱病的其他治疗方案还有口服伊维菌素[1]。

头虱病应与头癣、银屑病、脂溢性皮炎相鉴别。

头癣是一种头皮的真菌感染，主要见于儿童。该病的特征为存在鳞屑、炎症和脓疱的脱发区域。通常出现瘙痒[2]。

头皮银屑病的特征为覆盖银白色鳞屑的红色肥厚性斑块，或局限于发际线内，或延伸至前额、耳部及后颈部。额部和枕部最常受累。有可能出现瘙痒[3]。

脂溢性皮炎表现为边界清楚的附着油腻性淡黄色鳞屑的红色斑块[4]，通常伴瘙痒感[5]。脂溢性皮炎具有季节性特征，冬季发病频繁，夏季通常好转[5]。

根据临床表现及毛干中查见虱卵和虱成虫，该患者可确诊为头虱病。该患者使用苄氯菊酯洗剂治疗后痊愈。

关键点

- 头虱病为一种常见的头皮寄生虫感染。
- 该病的特征为头皮和后颈部出现抓痕、红斑和鳞屑，同时伴瘙痒。

参考文献

[1] Bolognia JL, et al. Dermatology. 4th ed. Elsevier, Section 12, Chapter 84 Infection, Infestations and Bites; 2018. p. 1507–9.

[2] Adesiji YO, Omolade FB, Aderibigbe IA, Ogungbe O, Adefioye OA, Adedokun SA, et al. Prevalence of tinea capitis among children in Osogbo, Nigeria, and the associated risk factors. Diseases. 2019;7(1):13.

[3] Blakely K, Gooderham M. Management of scalp psoriasis: current perspectives. Psoriasis (Auckl). 2016;6:33–40.

[4] Clark GW, Pope SM, Jaboori KA. Diagnosis and treatment of seborrheic dermatitis. Am Fam Physician. 2015;91(3):185–90.

[5] Borda LJ, Wikramanayake TC. Seborrheic dermatitis and dandruff: a comprehensive review. J Clin Investig Dermatol. 2015;3(2).

病例 8　头皮瘙痒和烧灼感

Anna Waśkiel-Burnat　Małgorzata Olszewska　Lidia Rudnicka　著
路永红　译

患者女性，32岁，头皮枕部瘙痒、烧灼感6个月。未报告个人皮肤病史。抑郁症病史3年。

体格检查显示枕部脱发区域，伴头皮上同一水平的断发。此外，可见一处糜烂，周围纤维化（图8-1）。毛发镜下可见均一长度的扫帚样发（图8-2）。还观察到糜烂周围有缺乏毛囊开口的白色区域。

根据病例描述和照片，您的诊断是什么？

【鉴别诊断】

1. 头皮感觉障碍。

2. 头癣。

3. 拔毛症。

4. 毛发扁平苔藓。

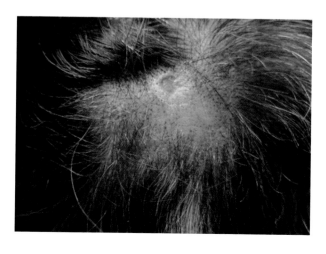

◀ 图 8-1　一名 32 岁女性，枕区局部脱发。头皮上同一水平的断发，以及周围纤维化的糜烂

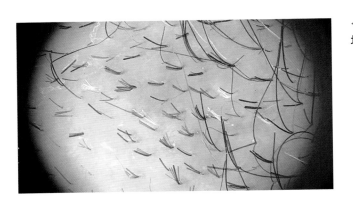

◀ 图 8-2　毛发镜检查显示均一长度的扫帚样发（20×）

【诊断】

头皮感觉障碍。

【讨论】

头皮感觉障碍（scalp dysesthesia）是一种在没有任何客观皮肤病表现的情况下，以头皮感觉异常（如烧灼感、刺痛或瘙痒）为特征的综合征[1]。头皮感觉障碍的发病机制尚未充分阐明。然而，据报道，心理或生理应激可加重症状，头皮感觉障碍可能是一种潜在的精神疾病的表现，或者可能代表一种慢性疼痛综合征[1]。头皮感觉障碍在颈椎异常患者中更常见[1]。与男性相比，该疾病更常影响女性[3]。头皮感觉障碍的体征是反复摩擦和搔抓的结果[2]。颅顶区最常受累[2]。头皮感觉障碍的诊断主要依据临床表现。毛发镜有助于确诊。头皮感觉障碍的特征性皮肤镜标志为均匀一致的扫帚样发、块状毛和伴结节性脆发病的短发[2]。最常见的治疗是外用皮质类固醇和口服抗组胺药。普瑞巴林、加巴喷丁和低剂量抗抑郁药可能有效[1, 3]。

该患者的鉴别诊断包括头癣、拔毛症和毛发扁平苔藓（lichen planus，LP）。

毛发扁平苔藓表现为瘢痕性脱发，并存在毛囊周围红斑和毛囊及其周边角化过度。该病主要影响头皮的顶部或顶骨部[3]，好发于 40—60 岁的女性。

头癣是一种皮肤真菌感染或头皮皮肤真菌病[4]。最常见于 3—7 岁的儿童[5]。临床上表现为脱发区，同时存在鳞屑、炎症或脓疱[6]。

拔毛症是指患者反复自拔头发导致的脱发[7]。临床上表现为非瘢痕性脱发区，伴见长短不一的毛发。顶骨区最常受累。拔毛症超出头皮还可能累及眉毛、睫毛和阴毛[7]。

　　该患者被诊断为头皮感觉障碍。开始外用糠酸莫米松治疗，每日 1 次。

关键点

- 头皮感觉障碍的特征是头皮的异常感觉（如烧灼感、刺痛或瘙痒）。
- 头皮感觉障碍的皮肤体征是反复摩擦和搔抓的结果。

参 考 文 献

[1] Laidler NK, Chan J. Treatment of scalp dysesthesia utilising simple exercises and stretches: a pilot study. Australas J Dermatol. 2018;59(4):318–21.

[2] Rakowska A, Olszewska M, Rudnicka L. Trichoscopy of scalp dysesthesia. Adv Dermatol Allergol Postępy Dermatologii i Alergologii. 2017;34(3):245–7.

[3] Kinoshita-Ise M, Shear NH. Diagnostic and therapeutic approach to scalp dysesthesia: a case series and published work review. J Dermatol. 2019;46(6):526–30.

[4] Fuller LC, Barton RC, Mohd Mustapa MF, Proudfoot LE, Punjabi SP, Higgins EM. British Association of Dermatologists' guidelines for the management of tinea capitis 2014. Br J Dermatol. 2014;171(3):454–63.

[5] Michaels BD, Del Rosso JQ. Tinea capitis in infants: recognition, evaluation, and management suggestions. J Clin Aesthet Dermatol. 2012;5(2):49–59.

[6] Adesiji YO, Omolade FB, Aderibigbe IA, Ogungbe O, Adefioye OA, Adedokun SA, et al. Prevalence of tinea capitis among children in Osogbo, Nigeria, and the associated risk factors. Diseases. 2019;7(1):13.

[7] Sah DE, Koo J, Price VH. Trichotillomania. Dermatol Ther. 2008;21(1):13–21.

病例 9　来源不明的脑转移瘤和头皮黑色素性皮损

Małgorzata Maj　Olga Warszawik-Hendzel
Małgorzata Olszewska　Lidia Rudnicka　著
杨淑霞　译

患者女性，33 岁，因不明来源的脑转移瘤就诊于皮肤科。无个人或家族皮肤癌病史。

头皮体格检查显示，右侧颞区有一非典型色素性皮肤病变（5cm×5cm），边界不规则、有结节和多种颜色（黑色、棕色、灰色、白色、粉红色、紫色和黄色）（图 9-1）。皮肤镜下可见多个棕色和黑色点、不规则结构、蓝白幕、伪足、瘢痕样色素脱失、不规则线状血管，发夹状和点状血管（图 9-2）。

根据病例描述和照片，您的诊断是什么？

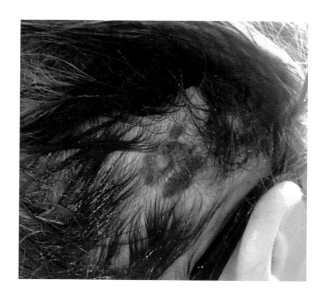

◀ 图 9-1　一名 33 岁女性，右侧颞区有一非典型色素性皮损，边界不规则、有结节和多种颜色

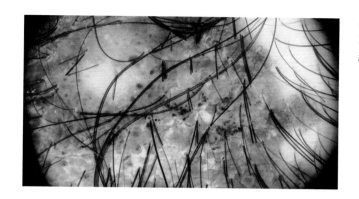

◀ 图 9-2　皮肤镜下见黑点、不规则结构、蓝白幕和瘢痕样色素脱失（20×）

【鉴别诊断】

1. 黑素瘤。

2. 色素性基底细胞癌。

3. 脂溢性角化病。

4. 色素痣。

【诊断】

黑素瘤。

【讨论】

黑素瘤是一种最致命的皮肤癌[1]。年龄较大、Fitzpatrick（译者注：此处原著有误，应为人名，已修改）光皮肤分型级别低、多发痣、有皮肤癌个人史和家族史，以及强紫外线暴露史是黑素瘤发生的最关键危险因素[1-3]。黑素瘤最常发生在老年人中。然而，在 15—39 岁的青少年和年轻人中，黑素瘤是第三种最常见的癌症[4]。典型的皮肤黑素瘤为不对称的斑疹或结节，伴不规则边缘，皮损内经常有多种颜色。黑素瘤也可表现为粉红色或红色病变（无色素黑素瘤）[1]。根据生长模式，黑素瘤可分为浅表播散型、结节型、恶性雀斑样痣型和肢端型。组织病理学是黑素瘤诊断的金标准。皮肤镜检查有助于初步诊断。皮肤黑素瘤的皮肤镜特征包括非典型的色素网、成角线、负性色素网、非典型条纹和非典型点 / 球。蓝白幕、非典型污斑、消退结构、外周棕褐色无结构区、亮白色结构和非典型血管结构也是黑素瘤的特异性表现[5]。在组织病理学检查中，可见表皮和（或）真皮内的非典型黑素细胞巢。非典型黑素细胞可在表皮上层发现，称为 Paget 样播散。在真皮与表皮交界处也可有连续的非典型黑素细胞，称为雀斑样增生。用于标记黑素细胞分化的标志物包括 HMB-45、Melan-A/Mart 1、MITF 和 Sox-10。在组织病理学中，应评估浸润深度（Breslow 厚度），因为该指标被认为是指导治疗的最重要的预后指标[3]。对于黑素瘤，建议局部广泛切除。原位恶性黑素瘤应切除 0.5～1cm 边缘，黑素瘤＜1mm 厚应切除 1cm 边缘，黑素瘤 1～2mm 厚应切除 1～2cm 边缘，黑素瘤＞2mm 厚应切除 2cm 边缘。

头皮黑素瘤占所有黑素瘤的 7%[6]。脱发、慢性日晒损伤和皮肤癌史是公认的导致头皮黑素瘤的危险因素。与其他部位的皮肤黑素瘤相似，头皮黑素瘤多发生于老年人，平均年龄在 50—67 岁。与女性相比，男性更容易受累[7]。头皮黑素瘤的特点是更具侵袭性的生物学行为，常在晚期才被诊断出来。实际上，与其他头颈部位的黑素瘤患者相比，头皮黑素瘤患者的预后更差，脑转移的风险尤其高[6]。与其他部位的黑素瘤相似，建议局部大面积切除。头皮原位黑素瘤应切除 5mm 边缘，黑素瘤＜1mm 厚则切除 1cm 边缘，黑素瘤 1～4mm 厚则切除 2cm 边缘，黑素瘤＞4mm 厚则切除 3cm 边缘[6]。

该患者的鉴别诊断包括色素性基底细胞癌、脂溢性角化病和色素痣。

基底细胞癌是最常见的皮肤恶性肿瘤。这种疾病的发病率随着年龄的增长而增加。基底细胞癌表现为微小的，几乎不可见的丘疹，逐渐生长成结节或斑块，有时溃烂。面部、头皮或颈部最常受累。与身体其他部位相比，头皮上的基底细胞癌倾向于出现更多的色素[8]。

脂溢性角化病是表皮角质形成细胞良性克隆性扩增的结果。最常见于中老年人，但也可见于年轻人。典型皮损界限分明，呈圆形或椭圆形，隆起并黏附在皮肤上，其表面呈疣状、暗沉、凹凸不平或穿凿样。皮损的颜色从肤色、淡黄色、浅棕色到深棕色、灰色和黑色不等。脂溢性角化病可单发或多发。胸部、背部、头皮（主要是颞区）和颈部最常受累[9]。

不典型痣的好发部位是头皮，这是黑素细胞痣的一个亚型，与黑素瘤具有相同的组织学特征，但为良性。头皮黑素细胞痣的临床表现为纯棕色、纯粉色、环状和同心圆状。皮损最常见于顶后和顶部[10]。

根据患者的病史、临床和皮肤镜检查结果，初步诊断为黑素瘤。患者转诊后手术切除皮损。组织病理学检查证实黑素瘤的临床诊断，为 pT3a、Breslow 2.3mm 和 BRAF V600 突变。

关键点

- 头皮黑素瘤发病率占所有黑素瘤的 7%。
- 头皮黑素瘤表现为不对称的斑疹或结节，伴有不规则的边缘，皮损内经常有颜色变化；也可表现为粉红色或红色皮损。
- 头皮黑素瘤的特点是生物学行为更具侵袭性，并常在晚期才被诊断。

参 考 文 献

[1] Kibbi N, Kluger H, Choi JN. Melanoma: clinical presentations. Cancer Treat Res. 2016;167:107–29.

[2] Leonardi GC, Falzone L, Salemi R, Zanghì A, Spandidos DA, McCubrey JA, et al. Cutaneous melanoma: from pathogenesis to therapy (review). Int J Oncol. 2018;52(4):1071–80.

[3] Hartman RI, Lin JY. Cutaneous melanoma-a review in detection, staging, and management. Hematol Oncol Clin North Am. 2019;33(1):25–38.

[4] O'Neill CH, Scoggins CR. Melanoma. J Surg Oncol. 2019;120(5):873–81.

[5] Marghoob NG, Liopyris K, Jaimes N. Dermoscopy: a review of the structures that facilitate melanoma detection. J Am Osteopath Assoc. 2019;119(6):380–90.

[6] Saaiq M, Zalaudek I, Rao B, Lee Y, Rudnicka L, Czuwara J, et al. A brief synopsis on scalp melanoma. Dermatol Ther. 2020;33(4):e13795.

[7] Terakedis BE, Anker CJ, Leachman SA, Andtbacka RH, Bowen GM, Sause WT, et al. Patterns of failure and predictors of outcome in cutaneous malignant melanoma of the scalp. J Am Acad Dermatol. 2014;70(3):435–42.

[8] Marzuka AG, Book SE. Basal cell carcinoma: pathogenesis, epidemiology, clinical features, diagnosis, histopathology, and management. Yale J Biol Med. 2015;88(2):167–79.

[9] Hafner C, Vogt T. Seborrheic keratosis. J Dtsch Dermatol Ges. 2008;6(8):664–77.

[10] Tcheung WJ, Bellet JS, Prose NS, Cyr DD, Nelson KC. Clinical and dermoscopic features of 88 scalp naevi in 39 children. Br J Dermatol. 2011;165(1):137–43.

病例 10　头皮疣状皮损

Paulina Chmielińska　Aleksandra Wielgoś　Agnieszka Kaczorowska　著
刘国艳　译

患者男性，34 岁，头皮单发隆起的皮损。皮损出生时就有，并在青春期缓慢增大，患者自述梳头后皮损偶有出血。无皮肤疾病家族史。

头皮检查示枕部 3cm × 1.5cm 的黄色疣状皮损，并伴有脱发（图 10-1）。皮肤镜检查显示红色背景下簇状分布的淡黄色小球状结构（图 10-2）。

根据病例描述和临床照片，您的诊断是什么？

【鉴别诊断】

1. 幼年型黄色肉芽肿。
2. 皮脂腺痣。
3. 疣状表皮痣。
4. 基底细胞癌。

【诊断】

皮脂腺痣。

【讨论】

皮脂腺痣是一种起源于表皮和附属器的先天性错构瘤，发病率约占总人口的 0.3%[1]。男女均可发病。皮损通常位于头部和颈部。

头部皮损在头顶部最常受累。皮脂腺痣临床有 3 个不同发展阶段[2]：出生时或婴儿早期，皮脂腺痣表现为单发的线状或圆形轻度隆起的浅粉色、黄色或橙色斑块，表面光滑无毛；在青春期，皮损逐渐增大，呈疣状和结节状，青春期皮脂腺痣的增生是由激素水平升高导致皮脂腺和顶泌汗腺发育所致；随着患者

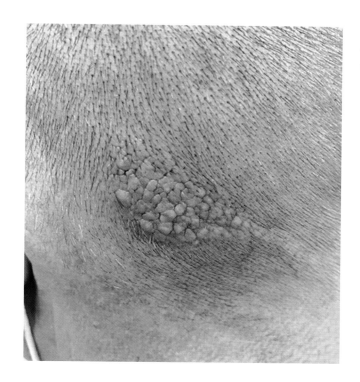

◀ 图 10-1　一名 34 岁男性，头皮后枕部淡黄色疣状皮损，伴脱发

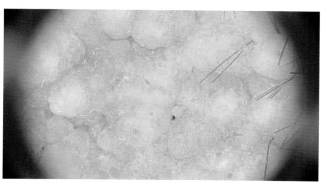

◀ 图 10-2　皮肤镜显示红色背景下簇状分布的淡黄色小球状结构（20×）

年龄增长，有 20%～30% 继发或伴发肿瘤。皮脂腺痣可伴发多种良性肿瘤或恶性肿瘤，如毛母细胞瘤、皮脂腺瘤、小汗腺汗孔瘤、乳头状汗管囊腺瘤、外毛根鞘瘤、汗腺瘤和汗囊瘤、基底细胞癌、鳞状细胞癌（squamous cell carcinoma，SCC）、大汗腺癌和其他附属器癌，以及黑素瘤等均有报道。皮脂腺痣通常根据临床表现即可诊断，针对不典型皮损可借助皮肤镜或通过组织病理检查确定诊

断。皮脂腺痣的典型皮肤镜特征为在淡黄色背景下聚集成簇的棕色小球[3]。组织病理学上显示棘层增生肥厚，表皮呈乳头瘤样增生伴角化过度。不成熟的皮脂腺增多伴终毛缺失[4]。为预防继发肿瘤的风险，通常建议手术切除皮损。然而，预防性手术切除皮损的时机还没有明确的共识。一些皮肤科专家建议定期进行体检和皮肤镜检查，而不支持进行预防性手术切除[2]。

该患者的鉴别诊断包括幼年型黄色肉芽肿、疣状表皮痣和基底细胞癌。

幼年型黄色肉芽肿是一种非朗格汉斯细胞组织细胞增生症，约占所有淋巴结和结缔组织肿瘤的 1% 以下。好发于婴幼儿，男性多见。临床表现为淡红至淡黄色丘疹、斑块或结节。头部和颈部皮肤最常受累。与皮脂腺痣相反，幼年型黄色肉芽肿是一种自愈性疾病[5]。

疣状表皮痣通常是一种良性、非炎症性的表皮发育异常，在出生时或出生后几年出现。临床表现为肤色至棕色、边界清晰的乳头状丘疹聚集形成的斑块。病变可发生于身体任何部位，包括头部、躯干或四肢等[6]。

基底细胞癌是最常见的皮肤恶性肿瘤类型，多见于老年人。基底细胞癌表现为不容易发现的小丘疹，逐渐增大形成结节或斑块，有时形成溃疡。面部、头皮或颈部皮肤最常受累[7]。

根据临床和皮肤镜检查结果，该患者诊断为皮脂腺痣。患者拒绝手术，建议定期进行体检和皮肤镜检查。

关键点

- 皮脂腺痣是一种好发于头皮的先天性良性皮肤病变。
- 在出生时或婴儿早期，皮脂腺痣表现为单发的线状或圆形轻度隆起的浅粉色、黄色或橙色斑块，表面光滑无毛。在青春期，皮损逐渐增大，呈疣状和结节状。
- 20%～30% 的病例可能继发肿瘤。

参 考 文 献

[1] Lopez AS, Lam JM. Nevus sebaceous. CMAJ. 2019;191(27):E765.

[2] Moody MN, Landau JM, Goldberg LH. Nevus sebaceous revisited. Pediatr Dermatol. 2012;29(1):15–23.

[3] Kelati A, Baybay H, Gallouj S, Mernissi FZ. Dermoscopic analysis of nevus sebaceus of Jadassohn: a study of 13 cases. Skin Appendage Disord. 2017;3(2):83–91.

[4] Robinson AJ, Brown AP. Malignant melanoma arising in sebaceous naevus (of Jadassohn): a case report. J Plast Surg Hand Surg. 2016;50(4):249–50.

[5] Hernandez-Martin A, Baselga E, Drolet BA, Esterly NB. Juvenile xanthogranuloma. J Am Acad Dermatol. 1997;36(3 Pt 1):355–67. quiz 368–9

[6] Asch S, Sugarman JL. Epidermal nevus syndromes. Handb Clin Neurol. 2015;132:291–316.

[7] Marzuka AG, Book SE. Basal cell carcinoma: pathogenesis, epidemiology, clinical features, diagnosis, histopathology, and management. Yale J Biol Med. 2015;88(2):167–79.

病例 11　头皮炎性皮损和结痂

Adriana Rakowska　著

刘青武　译

患者男性，36 岁，因头皮炎性皮损、结痂 1 年就诊。患者 8 年前第一次出现疼痛性脓疱，此后，疾病逐渐进展，并伴有疼痛和烧灼感。患者既往接受短疗程多西环素治疗后，疾病有所改善。

体格检查见头皮弥漫性红斑并伴脓疱，头顶部见一瘢痕性脱发区域。此外，还可见簇状发（图 11-1）。毛发镜下可见簇状发、毛囊周围脓疱、星暴式增生、线状血管及缺乏毛囊开口的乳红色区域（图 11-2）。

根据病例描述和照片，您的诊断是什么？

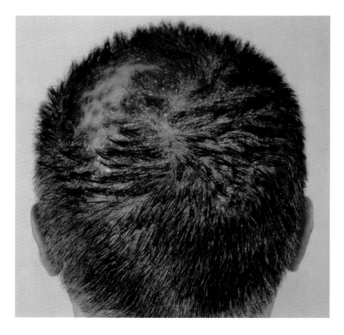

◀ 图 11-1　一名 36 岁男性，头皮弥漫性红斑、脓疱和头顶瘢痕性脱发区域。此外，可见簇状发

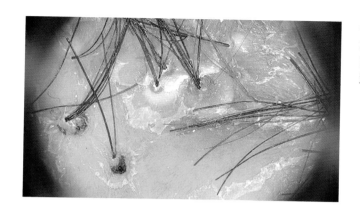

◀ 图 11–2　毛发镜显示簇状发、毛囊周围脓疱、毛囊周围鳞屑、线状血管和缺乏毛囊开口的红色区域（40×）

【鉴别诊断】

1. 脓癣。

2. 脱发性毛囊炎。

3. 毛发扁平苔藓。

4. 银屑病。

【诊断】

脱发性毛囊炎。

【讨论】

脱发性毛囊炎是一种罕见的中性粒细胞性瘢痕性脱发[1]，占所有脱发病例的2.8%，占所有瘢痕性脱发病例的10.7%～11.2%[2]。该病的发病机制尚不清楚，可能是由细菌感染（特别是金黄色葡萄球菌）、对"超抗原"的超敏反应和宿主细胞介导的免疫调节缺陷等复杂因素共同引起。

脱发性毛囊炎最常见于非洲裔青年至中年男性[3]。该病的特点是存在毛囊性丘疹和脓疱。随着病情的发展，可见簇状发、糜烂、出血性结痂及结节[2]。簇状发是从单个扩张的毛囊开口出现的多根毛干（5～20根），并包含脱发性毛囊炎的特征[4]，是由受累毛囊纤维化和休止期毛发保留而导致邻近毛囊单位聚集的结果[4]。在脱发性毛囊炎的晚期，出现不规则形状的瘢痕性脱发斑片[4]。皮损伴有疼痛、瘙痒和烧灼感，最常位于头皮的顶部（55%～91%）、顶骨部和枕部[5, 6]。

此外，脱发性毛囊炎也可出现在其他部位，包括面部、颈部、腋窝和阴部。脱发性毛囊炎的诊断主要依据临床表现和组织病理学检查。毛发镜检查可能有助于避免头皮活检。脱发性毛囊炎最具特征性的毛发镜征象是淡黄色鳞屑包绕的簇状发和毛囊周围表皮增生，可呈星暴式排列（星暴征）。毛发镜下的其他特征包括淡黄色管状鳞屑、毛囊性脓疱和黄色渗液。在长期患病的患者中，可见缺乏毛囊开口的白色和乳红色区域。脱发性毛囊炎最初的组织病理学特征是毛囊口粉刺样的扩张，伴毛囊内和毛囊周围中性粒细胞浸润[1, 2]。在疾病晚期，可见到来自不同毛囊的数根毛发合并成一个具有扩张开口的漏斗（簇状毛发）[1]。浸润的细胞由中性粒细胞、淋巴细胞和浆细胞组成，并延伸至真皮[2]，可见毛干异物肉芽肿反应[2]。在终末期皮损中，可见毛囊和真皮间质纤维化及增生性瘢痕[2]。

应常规进行细菌和真菌培养[1]。据报道，20%～75% 的脱发性毛囊炎患者的细菌培养中有轻度至中度金黄色葡萄球菌生长[7]。脱发性毛囊炎的一线治疗通常包括口服四环素类药物。在严重病例或四环素类药物无效时，建议联合利福平和克林霉素[1]。异维 A 酸也有一定疗效[1]。除全身治疗外，还可使用局部抗菌剂和抗生素，或局部和皮损内使用皮质类固醇激素。其他治疗选择包括氨苯砜、第一代头孢菌素、系统应用类固醇激素、局部钙调磷酸酶抑制药、光动力疗法（photodynamic therapy，PDT）和手术治疗[1]。

该患者的鉴别诊断包括脓癣、毛发扁平苔藓、头皮银屑病等。

脓癣是一种主要见于青春期前人群的炎性头癣[8]，该病表现为疼痛性、带痂的痈样沼泽样斑块，随后形成瘢痕。通常作为一个孤立的皮损出现，最常见于枕区[9]。

毛发扁平苔藓是瘢痕性脱发最常见的病因，多见于 40—60 岁的女性，通常累及的区域是顶部和顶骨部。该病表现为脱发区伴毛囊周围红斑和周边毛囊角化过度[1]。皮损常伴有瘙痒、烧灼感和头皮压痛。

头皮银屑病的特征是伴银白色鳞屑的红色肥厚性斑块，或局限在发际线内，或延伸到前额、耳和后颈部。皮损可引起瘙痒[10]。

根据临床表现和毛发镜检查结果，该患者确诊为脱发性毛囊炎。给予该患者克林霉素 300mg 联合利福平 300mg，每天 2 次治疗，临床好转。炎症反应减轻后，开始口服异维 A 酸 0.5mg/(kg · d)。

关键点

- 脱发性毛囊炎是一种主要影响头皮区域的罕见的中性粒细胞性瘢痕性脱发。
- 其特征是出现毛囊性丘疹、脓疱、簇状发、糜烂、出血性结痂和结节。

参 考 文 献

[1] Kanti V, Rowert-Huber J, Vogt A, Blume-Peytavi U. Cicatricial alopecia. J Dtsch Dermatol Ges. 2018;16(4):435–61.

[2] Wu WY, Otberg N, McElwee KJ, Shapiro J. Diagnosis and management of primary cicatricial alopecia: part II. Skinmed. 2008;7(2):78–83.

[3] Ross EK, Vincenzi C, Tosti A. Videodermoscopy in the evaluation of hair and scalp disorders. J Am Acad Dermatol. 2006;55(5):799–806.

[4] Rudnicka L, Olszewska M, Rakowska A. Atlas of trichoscopy: dermoscopy in hair and scalp disease. London: Springer; 2012.

[5] Miguel-Gomez L, Rodrigues-Barata AR, Molina-Ruiz A, Martorell-Calatayud A, Fernandez- Crehuet P, Grimalt R, et al. Folliculitis decalvans: Effectiveness of therapies and prognostic factors in a multicenter series of 60 patients with long-term follow-up. J Am Acad Dermatol. 2018;79(5):878–83.

[6] Bunagan MJ, Banka N, Shapiro J. Retrospective review of folliculitis decalvans in 23 patients with course and treatment analysis of long-standing cases. J Cutan Med Surg. 2015;19(1):45–9.

[7] Chanasumon N, Sriphojanart T, Suchonwanit P. Therapeutic potential of bimatoprost for the treatment of eyebrow hypotrichosis. Drug Des Devel Ther. 2018;12:365–72.

[8] Stein LL, Adams EG, Holcomb KZ. Inflammatory tinea capitis mimicking dissecting cellulitis in a postpubertal male: a case report and review of the literature. Mycoses. 2013;56(5):596–600.

[9] John AM, Schwartz RA, Janniger CK. The kerion: an angry tinea capitis. Int J Dermatol. 2018;57(1):3–9.

[10] Blakely K, Gooderham M. Management of scalp psoriasis: current perspectives. Psoriasis (Auckl). 2016;6:33–40.

病例 12　头皮结节性皮损和持续性瘙痒

Patrycja Gajda-Mróz　Adriana Rakowska　Joanna Czuwara
Mariusz Sikora　Małgorzata Olszewska　Lidia Rudnicka　著
皮龙泉　白　伟　译

患者女性，38 岁，枕部、顶骨部头皮多发结节伴瘙痒。7 年前，枕部出现首个紫色结节，几个月后自行消退。3 年前，枕部、顶骨部再次出现结节性皮损，逐渐增多。患者曾接受局部外用糖皮质激素和冷冻治疗，但未见好转。

既往无其他特殊病史。

体格检查可见枕部和顶骨部多发结节性皮损（图 12-1）。皮损给予机械性外力刺激后，可致严重出血。毛发镜下可见均匀的粉红色区域，未见毛干异常（图 12-2）。

全血细胞计数见嗜酸性粒细胞增多（1.0G/L，8%）。胸部 X 线片和腹腔、盆腔超声检查均未见异常。组织病理学检查示血管周围大量增生性毛细血管和细胞浸润，浸润细胞以淋巴细胞、大量嗜酸性粒细胞为主。

根据病例描述和照片，您的诊断是什么？

【鉴别诊断】

1. 化脓性肉芽肿。
2. Kimura 病。
3. 头皮转移瘤。
4. 血管淋巴样增生伴嗜酸细胞增多。

【诊断】

血管淋巴样增生伴嗜酸细胞增多。

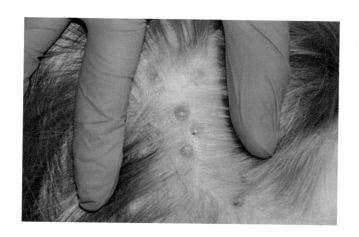

◀ 图 12–1　一名 38 岁女性，枕部和顶叶部多发结节

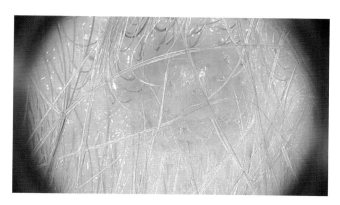

◀ 图 12–2　毛发镜检查可见粉红色均质区域（20×）

【讨论】

血管淋巴样增生伴嗜酸细胞增多（angiolymphoid hyperplasia with eosinophilia, ALHE）是一种少见的良性血管和炎症性疾病。目前尚不清楚这种疾病是否主要为血管肿瘤、淋巴组织增生过程或超敏反应[1]。其发病可能与机械性损伤和激素刺激（甲状腺功能减退、妊娠）等因素有关。ALHE 好发于成人，表现为单个结节或由数个红棕色或紫色丘疹或小结节组成的集群。好发于耳周（36.3%）、面部（28.2%）和头皮（17.3%），罕见于其他部位，如躯干、四肢或生殖器[2]。皮损可能会伴有瘙痒和出血。皮肤以外受累，如口腔黏膜、腮腺、眼眶、结肠和骨骼[3]。5%～10% 的 ALHE 患者会出现区域淋巴结肿大。10%～20% 的病例会出现外周血嗜酸性粒细胞增多，而血清 IgE 水平则在正常范围内[1]。ALHE 的

诊断主要基于临床表现和组织病理学检查。皮肤镜检查可作为辅助手段。ALHE 的皮肤镜表现为血管结构（腔隙、血管和淡红色背景）和棕色小点。组织学上，ALHE 的特征表现是伴上皮样内皮细胞的血管增生，周围淋巴细胞和嗜酸性粒细胞浸润[1]。因其复发率高，目前尚无治疗 ALHE 的最佳方案。ALHE 常规治疗包括皮质类固醇激素（外用和系统应用）、甲氨蝶呤、己酮可可碱、普萘洛尔、异维 A 酸、冷冻疗法、沙利度胺、光疗或手术切除[2]。

ALHE 需与 Kimura 病、化脓性肉芽肿和头皮转移瘤相鉴别。

Kimura 病是一种良性的淋巴组织增生性疾病，多见于亚裔青年男性，表现为皮下的结节性皮损，好发于耳周和颌下区域。与 ALHE 不同，Kimura 病通常伴有外周血嗜酸性粒细胞增多、血清 IgE 水平升高、淋巴结肿大及唾液腺肿大[4]。

化脓性肉芽肿是一种生长迅速的皮肤或黏膜良性血管肿瘤，好发于儿童及青年人，其典型表现为发生于躯干或四肢的单一红色丘疹[5]。

头皮转移瘤占所有内脏恶性肿瘤皮肤转移的 6.9%，通常表现为孤立的真皮结节，表面褪色或质地改变[6]。

根据临床表现和组织病理学特征，该患者明确诊断为 ALHE。给予患者皮损内注射曲安奈德（10mg/ml），每 4～6 周 1 次。患者瘙痒减轻，皮损部分消退。

关键点

- 头皮出现丘疹性或结节性皮损时，应与 ALHE 进行鉴别。
- ALHE 的特征是出现单个结节或由数个红棕色或紫色丘疹或小结节组成的集群。

参考文献

[1] Bahloul E, Amouri M, Charfi S, Boudawara O, Mnif H, Boudawara T, Turki H. Angiolymphoid hyperplasia with eosinophilia: report of nine cases. Int J Dermatol. 2017;56(12):1373–8. https://doi.org/10.1111/ijd.13800. Epub 2017 Oct 23

[2] Adler BL, Krausz AE, Minuti A, Silverberg JI, Lev-Tov H. Epidemiology and treatment of angiolymphoid hyperplasia with eosinophilia (ALHE): a systematic review. J Am Acad Dermatol. 2016;74(3):506–512.e11.

[3] Busquets AC, Sanchez JL. Angiolymphoid hyperplasia with eosinophilia induced by trauma. Int J Dermatol. 2006;45(10):1211–4.

[4] Gupta A, Shareef M, Lade H, Ponnusamy SR, Mahajan A. Kimura's disease: a diagnostic and therapeutic challenge. Indian J Otolaryngol Head Neck Surg. 2019;71(Suppl 1):855–9. https:// doi. org/10.1007/s12070– 019– 01601–5.

[5] Kissou A, Hassam BE. Dermoscopy of pyogenic granuloma. Pan Afr Med J. 2017;27:110. https://doi. org/10.11604/pamj.2017.27.110.12278.

[6] Mayer JE, Maurer MA, Nguyen HT. Diffuse cutaneous breast cancer metastases resembling subcutaneous nodules with no surface changes. Cutis. 2018 Mar;101(3):219–23.

病例 13　枕部红色浸润性斑块

Marta Kurzeja　Małgorzata Olszewska　Lidia Rudnicka　著
王培光　译

患儿男性，3岁，头皮枕部红色浸润性斑块2周。患儿无发热，其他家庭成员无类似病史，既往无皮肤病或其他疾病史。

体格检查示枕部一处红色斑块，部分表面覆有脓性分泌物和血痂（图13-1）。颈部淋巴结肿大。毛发镜显示伴淡白色云状物质的栗黄色区域和伴渗液的黄色区域（图13-2）。毛干无异常。

实验室检查显示，外周血白细胞升高伴中性粒升高，C反应蛋白升高。细菌培养发现金黄色葡萄球菌生长。伍德灯和真菌学检查呈阴性。

根据病例描述和照片，您的诊断是什么？

【鉴别诊断】

1. 脓癣。
2. 脓疱病。
3. 寻常型天疱疮。
4. 脂溢性皮炎。

【诊断】

脓疱病。

【讨论】

脓疱病是一种急性细菌性感染，最常见于2—5岁的儿童，主要由金黄色葡萄球菌或化脓性链球菌所致，具有高度传染性。脓疱病分为非大疱性脓疱病（70%）和大疱性脓疱病（30%）[1]。非大疱性脓疱病的临床特征是红斑基础上形

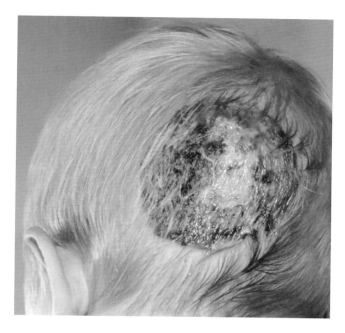

◀ 图 13-1　一名 3 岁男孩，枕部红斑性斑块，部分覆有脓性分泌物和血痂

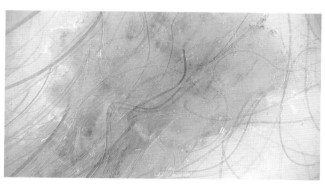

◀ 图 13-2　毛发镜检查显示伴渗液的黄色区域，毛干异常（70×）

成蜜黄色痂，最常累及面部和肢端。通常出现局部淋巴结轻度肿大，很少出现系统症状。黏膜无受累。大疱性脓疱病的临床特征是小水疱发展为松弛性大疱，含有澄清或黄色液体，最终变为脓性或颜色变暗。一旦大疱破裂，可见红色基底，边缘脱屑[1-3]。大疱性脓疱病传染性相对较弱。皮损除累及面部和肢端外，还可累及腋窝、躯干和肛周[1]。口腔黏膜也可能受累。罕见局部淋巴结肿大。发热等系统症状比大疱性脓疱病更常见[2]。脓疱病发生并发症罕见。5% 脓疱病患者并发肾小球肾炎[2]。脓疱病的诊断通常基于临床表现。如果皮损对治疗抵抗，

可能需要从皮损处刮取标本进行细菌培养，但是在初始治疗之前不需要进行该项实验室检查。泛发性脓疱病患者可能出现外周血白细胞升高伴中性粒细胞升高和 C 反应蛋白升高[2, 3]。脓疱病治疗最常使用外用抗生素，如莫匹罗星、瑞他莫林和夫西地酸[4]。对于所有大疱性脓疱病和出现 3 处以上皮损、头皮或深部组织受累、系统感染的体征、淋巴结肿大或口腔黏膜损害的非大疱性脓疱病，应推荐系统性使用抗生素治疗[1, 2]。推荐使用耐 β 内酰胺酶抗生素，如头孢菌素、阿莫西林克拉维酸、双氯西林[2]。

该患者的鉴别诊断包括脓癣、寻常型天疱疮和脂溢性皮炎。

脓癣是一种炎症性头癣，主要见于青春期前儿童[5]。脓癣表现为疼痛、结痂、痈样沼泽样斑块，随后形成瘢痕。脓癣通常单发，最常累及枕部[6]。毛发镜检查显示毛干异常。

寻常型天疱疮是一种累及皮肤和黏膜的自身免疫性大疱性疾病，最常累及50—60 岁的女性[3]。皮肤受累的特征是松弛性水疱和糜烂，主要见于身体屈侧、面部、头皮和四肢[7]。

脂溢性皮炎是一种炎症性皮肤疾病，特征是附着油腻淡黄色鳞屑的红色斑块，通常伴有轻度瘙痒，不导致脱发。头皮（顶部）最常受累，皮损也可见于面部、胸部、背部、腋窝和腹股沟[8]。

根据临床表现，该患者诊断为脓疱病。给予患者静脉和口服阿莫西林克拉维酸治疗 14 天。此外，联合外用抗生素，皮损完全消退。

关键点

- 脓疱病是一种急性细菌性感染，可累及头皮部位。
- 脓疱病表现为蜜黄色痂（非大疱性）或小水疱，发展为松弛性大疱（大疱性脓疱病）。

参考文献

[1] Pereira LB. Impetigo – review. An Bras Dermatol. 2014;89(2):293–9.

[2] Nardi NM, Schaefer TJ. Impetigo. Treasure Island (FL): StatPearls; 2020.

[3] Cole C, Gazewood J. Diagnosis and treatment of impetigo. Am Fam Physician. 2007;75(6):859–64.

[4] Koning S, van der Sande R, Verhagen AP, van Suijlekom-Smit LW, Morris AD, Butler CC, et al. Interventions for impetigo. Cochrane Database Syst Rev. 2012;1(1):Cd003261.

[5] Stein LL, Adams EG, Holcomb KZ. Inflammatory tinea capitis mimicking dissecting cellulitis in a postpubertal male: a case report and review of the literature. Mycoses. 2013;56(5):596–600.

[6] John AM, Schwartz RA, Janniger CK. The kerion: an angry tinea capitis. Int J Dermatol. 2018;57(1): 3–9.

[7] Kridin K. Pemphigus group: overview, epidemiology, mortality, and comorbidities. Immunol Res. 2018;66(2):255–70.

[8] Borda LJ, Wikramanayake TC. Seborrheic dermatitis and dandruff: a comprehensive review. J Clin Investig Dermatol. 2015;3(2) https://doi.org/10.13188/2373– 1044.1000019.

病例 14 右侧颞部单发皮损

Leszek Blicharz　Alina Graczyk　Monika Łukiewicz　Joanna Czuwara　著

皮龙泉　王　萍　白　伟　译

患者男性，41 岁，头皮进展性皮损 4 年。患者自诉疲劳。既往局部外用皮质类固醇激素及阿达帕林治疗，未见明显好转。

体格检查可见右侧颞部一不规则环形红棕色斑块（7cm×7cm）（图 14-1）。毛发镜下可见黄橘色无结构区域，不规则线状、细分枝状血管，无毛囊开口的淡白色区域（图 14-2），未见毛干异常。

实验室检查未见明显异常。真菌学检查阴性。组织病理学检查示真皮层内"裸肉芽肿"，其周围见炎性淋巴细胞浸润（图 14-3）；胸部 CT 示双侧肺门淋巴结肿大及弥散性小结节样肺实质改变。

根据病例描述和照片，您的诊断是什么？

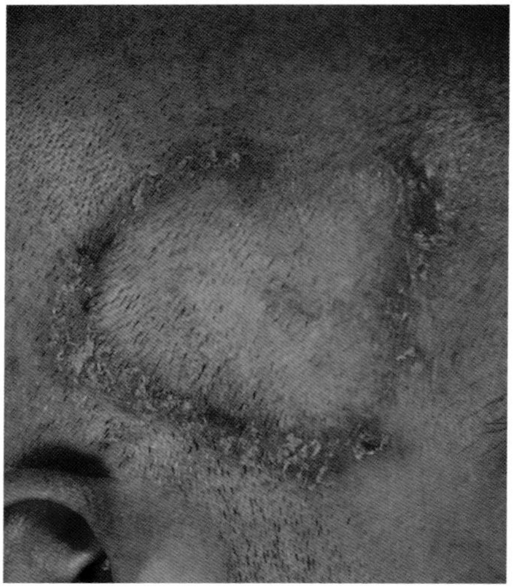

▲ 图 14-1　一名 41 岁男性，右侧颞部不规则环状红棕色斑块

【鉴别诊断】

1. 结节病。

2. 银屑病。

3. 头癣。

4. 皮肤结核。

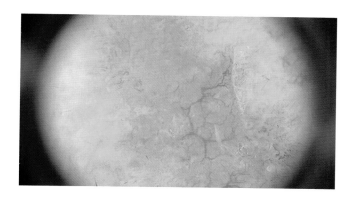

◀ 图 14-2 毛发镜检查可见淡黄橘色无结构区域，线状、细分枝状血管。无毛囊开口的淡白色区域（20×）

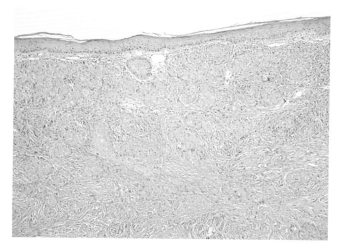

◀ 图 14-3 组织学检查可见由上皮样组织细胞和多核巨细胞组成的"裸肉芽肿"，周围散在少量淋巴细胞浸润

【诊断】

结节病。

【讨论】

结节病是一种非干酪性肉芽肿形成相关的系统性疾病，可累及肺、心脏、淋巴结、皮肤等多器官[1]。结节病发病机制尚不明确，有学说认为肉芽肿是由遗传易感人群在环境因素刺激下引起的过度免疫所致[2]。结节病的发病率为每年（2.3～11.5）/10 万，女性占比较多。发病平均年龄在 47—51 岁[3]。结节病的临床病程具有多样性。在发病初期，患者通常表现为持续性咳嗽、皮肤和眼部受累、淋巴结肿大及疲惫。大多数患者首次发病 2 年内可自行恢复（急性结节病），

但症状也可能持续存在 3～5 年以上（慢性结节病）[1]。20%～30% 的患者可出现皮肤表现，皮损具有多样性，可分为特异性和非特异性两种类型[4]。最常见的非特异性皮损包括结节性红斑和冻疮样狼疮。9%～15% 的患者出现特异性皮损，表现为好发于面部、头皮、背部和四肢伸侧的红棕色丘疹、结节及斑块。丘疹性皮损治愈后通常不留瘢痕，斑块可能和中央纤维化有关。如果皮损发生在头皮，偶尔可以引起瘢痕性脱发。特异性皮损典型的皮肤镜表现为淡橘黄色结构或区域（"苹果酱"）、不规则线状血管，长期病程患者可见淡白色区域[5]。组织病理学检查中，非坏死性肉芽肿的中央区域由巨噬细胞、上皮样细胞、多核巨细胞和淋巴细胞组成，周围有纤维组织包绕。结节病有 3 个诊断标准：①临床和放射学表现；②存在非干酪性肉芽肿；③排除其他可能疾病[1]。放射学典型征象包括双侧肺门淋巴结肿大或与典型淋巴结分布有关的肺内微结节浸润[6, 7]。结节病目前尚无公认的指南明确治疗方法。孤立皮损首选局部或皮损内使用皮质类固醇激素。口服抗疟药或四环素类药物也有一定效果[4]。如果疾病累及肺、心脏和中枢神经系统，出现症状性高钙血症或对局部治疗无效的眼部疾病等，则应系统性使用皮质类固醇激素或免疫抑制药[1]。系统性使用皮质类固醇激素（如泼尼松）仍然是一线治疗方法，甲氨蝶呤是二线治疗药物，其他治疗药物包括咪唑硫嘌呤、来氟米特等[1, 7]。

结节病在临床上可能与其他皮肤病相似[4]。该患者的鉴别诊断包括银屑病、头癣和皮肤结核等。

头皮银屑病以上覆银白色鳞屑的红色肥厚性斑块为特征。最常累及额部及枕部。其他常受累的部位包括肘膝关节伸侧及腰部[8]。无肺部受累。

头癣是一种头皮真菌感染性疾病，主要发生于儿童。该疾病的特征是脱发区域同时伴有鳞屑、炎症或脓疱[9]。只有炎症型头癣才会导致瘢痕性脱发[10]。

皮肤结核是由结核分枝杆菌侵犯皮肤所致，其主要特征是为干酪性上皮样肉芽肿。该疾病临床表现多样，可表现为炎症性丘疹、溃疡、结节、脓疱、疣状斑块或其他不典型皮损，也可累及黏膜[11]。

根据临床表现、毛发镜检查及组织病理学检查结果，该患者确诊为结节病。结合皮肤病变的长期性、进展性特征及肺部受累，给予患者口服泼尼松（初始剂量为 40mg/d），以及皮下注射甲氨蝶呤（每周 10mg），疗效良好。

关键点

- 9%～15% 结节病患者存在累及皮肤的特异性皮损。
- 皮肤结节病表现为常见于面部、头皮、背部和四肢伸侧表面的棕红色丘疹、结节和斑块。
- 头皮结节病可导致瘢痕性脱发。

参 考 文 献

[1] Valeyre D, Prasse A, Nunes H, Uzunhan Y, Brillet PY, Muller-Quernheim J. Sarcoidosis. Lancet. 2014;383(9923):1155–67.

[2] Bennett D, Bargagli E, Refini RM, Rottoli P. New concepts in the pathogenesis of sarcoidosis. Expert Rev Respir Med. 2019;13(10):981–91.

[3] Arkema EV, Cozier YC. Epidemiology of sarcoidosis: current findings and future directions. Ther Adv Chronic Dis. 2018;9(11):227–40.

[4] Haimovic A, Sanchez M, Judson MA, Prystowsky S. Sarcoidosis: a comprehensive review and update for the dermatologist: Part I. Cutaneous disease. J Am Acad Dermatol. 2012;66(5):699 e1–18. quiz 717–8.

[5] Errichetti E, Stinco G. Dermatoscopy of granulomatous disorders. Dermatol Clin. 2018;36(4):369–75.

[6] Koyama T, Ueda H, Togashi K, Umeoka S, Kataoka M, Nagai S. Radiologic manifestations of sarcoidosis in various organs. Radiographics. 2004;24(1):87–104.

[7] Haimovic A, Sanchez M, Judson MA, Prystowsky S. Sarcoidosis: a comprehensive review and update for the dermatologist: part II. Extracutaneous disease. J Am Acad Dermatol. 2012;66(5):719 e1–10. quiz 29–30.

[8] Blakely K, Gooderham M. Management of scalp psoriasis: current perspectives. Psoriasis (Auckl). 2016;6:33–40.

[9] Adesiji YO, Omolade FB, Aderibigbe IA, Ogungbe O, Adefioye OA, Adedokun SA, et al. Prevalence of tinea capitis among children in Osogbo, Nigeria, and the associated risk factors. Diseases. 2019;7(1):13.

[10] Stein LL, Adams EG, Holcomb KZ. Inflammatory tinea capitis mimicking dissecting cellulitis in a postpubertal male: a case report and review of the literature. Mycoses. 2013;56(5):596–600.

[11] Lyon SM, Rossman MD. Pulmonary tuberculosis. Microbiol Spectr. 2017;5(1).

病例 15　头皮孤立无症状结节

Alina Graczyk　Anna Waśkiel-Burnat　Marta Sar-Pomian　著
魏珂璐　吴文育　译

患者女性，43 岁，头皮上有一个缓慢生长的孤立结节 2 年。患者无特殊不适。无其他皮肤病或肿瘤病史。

体格检查发现头顶处有一粉红色结节（1cm × 1cm），伴脱发（图 15–1）。

根据病例描述和照片，您的诊断是什么？

【鉴别诊断】

1. 疖。

2. 毛发囊肿。

3. 脂肪瘤。

4. 皮肤转移癌。

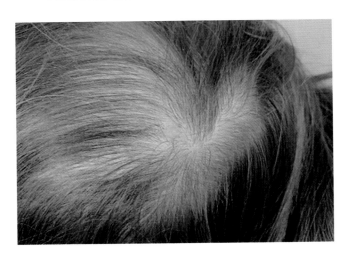

◀ 图 15–1　一名 43 岁女性，头顶有一粉红色结节，伴脱发

【诊断】

毛发囊肿。

【讨论】

毛发囊肿（pilar cyst），也称为毛根鞘囊肿（trichilemmal cyst），是一种常见的真皮囊肿。它起源于位于皮脂腺和立毛肌之间的上皮细胞[1]。毛发囊肿内衬复层鳞状上皮，无颗粒细胞层，并充满角蛋白。多发于年轻女性。由于在某些情况下该疾病遵循常染色体显性遗传，因此可能存在疾病家族史。毛发囊肿的临床表现为肉色、光滑、可推动、坚硬、边界清楚的结节。如果病程较长，囊肿上方的皮肤表面可能会出现脱发。皮损常为多发，也有可能单发。毛发囊肿常累及毛囊密集的区域，特别是头皮，但也可能出现在面部、头部和颈部。通常无明显症状。钙化或突然发疹会导致炎症及皮损处疼痛。临床表现是毛发囊肿的主要诊断依据。有时需要放射学检查来排除其他疾病并确定病变的程度。组织病理学检查表现为囊肿内衬上皮细胞，囊肿内充满明亮的嗜酸性角质碎片。若囊肿局部破裂，可出现巨细胞反应。治疗方法为切除病变的根治性手术，尤其要清除囊肿壁[1]。

毛发囊肿应与疖、脂肪瘤、皮肤转移癌等疾病鉴别。

疖是一种常见的毛囊细菌感染，脓液扩散至邻近的皮下组织，导致脓肿形成[2]。最常见的致病菌为金黄色葡萄球菌，但其他细菌也可能致病。疖表现为红色、肿胀伴触痛的结节。罕见发热和淋巴结肿大[3]。疖肿可发生在任何有毛区域，最常累及四肢。皮损愈合后可能会留下瘢痕[3]。

脂肪瘤是最常见的皮下软组织肿瘤，由脂肪细胞组成。通常表现为一个单发的、生长缓慢的结节，质地硬如橡胶。通常无明显症状。病变通常发生在躯干、肩部、后颈部和腋窝[4]。

4%～7% 的皮肤转移癌患者可观察到头皮受累。临床表现为单个或多个快速生长的无压痛结节。最终可能导致毁容、疼痛、出血和流脓。皮损可能在原发肿瘤诊断很久以后才出现，也可以是内脏恶性肿瘤的首发临床征兆[5]。

根据临床表现，该患者初步诊断为毛发囊肿。对皮损进行根治性切除手术，组织病理学检查结果与初步诊断一致。

关键点

- 头皮结节性皮损的鉴别诊断应包括毛发囊肿。
- 毛发囊肿表现为生长缓慢、肉色、光滑、可推动、坚硬且边界清楚的结节。

参考文献

[1] Al Aboud DM, Yarrarapu SNS, Patel BC. Pilar cyst. Treasure Island (FL): StatPearls; 2020.

[2] Clebak KT, Malone MA. Skin infections. Prim Care. 2018;45(3):433–54.

[3] Ibler KS, Kromann CB. Recurrent furunculosis – challenges and management: a review. Clin Cosmet Investig Dermatol. 2014;7:59–64.

[4] Luba MC, Bangs SA, Mohler AM, Stulberg DL. Common benign skin tumors. Am Fam Physician. 2003;67(4):729–38.

[5] Strickley JD, Jenson AB, Jung JY. Cutaneous metastasis. Hematol Oncol Clin North Am. 2019;33(1):173–97.

病例 16　左侧颞部一过性出血孤立皮损

Anna Waśkiel-Burnat　Marta Sar-Pomian　Małgorzata Olszewska　Lidia Rudnicka　著

林尽染　吴文育　译

患者女性，49 岁，左侧颞部孤立棕色皮损 1 年。患者主诉剃发后有一过性出血。

体格检查显示左侧颞部有一处边界清楚、疣状、棕色至浅粉红色皮损（图 16-1）。皮肤镜下可见皮损边界清晰，左侧有棕色和黑色角化过度区域，右侧有粉红色角化过度区域并伴有发夹状血管（图 16-2）。使用浸润液后，皮肤镜下可见粉刺样开口。

根据病例描述和照片，您的诊断是什么？

【鉴别诊断】

1. 脂溢性角化病。
2. 黑素瘤。
3. 色素性基底细胞癌。
4. 色素痣。

【诊断】

脂溢性角化病。

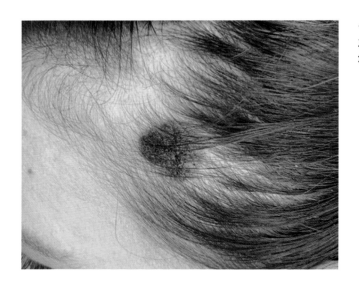

◀ 图 16-1 一名 49 岁女性，左侧颞部有一边界清楚、疣状、棕色至浅粉红色皮损

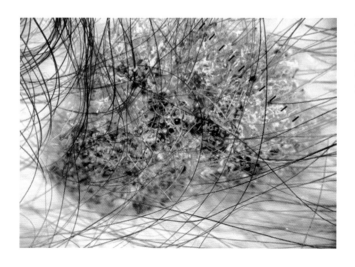

◀ 图 16-2 皮肤镜下表现边界清晰的皮损，左侧有棕色和黑色角化过度区域，右侧有粉红色角化过度区域并伴有发夹状血管（10×）

【讨论】

脂溢性角化病，又称皮脂疣，是最常见的良性皮肤肿瘤，由表皮角质形成细胞良性克隆增生引起[1]。脂溢性角化病的病因和发病机制尚不清楚。遗传易感性、衰老及紫外线照射与之发生相关[1]。脂溢性角化病最常见于中老年人，但也可见于年轻人。其发生无性别差异。脂溢性角化病多见于 Fitzpatrick 光皮肤分

型较低的个体[2]。典型的皮损边界清楚，呈圆形或卵圆形，隆起并附着在皮肤上，表面呈疣状、暗淡、不平坦颗粒状的外观。扁平状脂溢性角化病表面通常光滑柔软，且几乎不高出于皮肤表面[1]。皮损颜色可呈肤色、淡黄色、淡棕至深棕色、灰色及黑色等。脂溢性角化病可表现为孤立或多发皮损。皮损可见于除手掌、足底和黏膜外的任何身体部位，最好发于胸、背、头皮（颞部最常见）和颈部。脂溢性角化病通常生长缓慢且无症状。外伤或刺激可致出现瘙痒、疼痛和出血性红斑或结痂[1]。极少情况下会出现自发消退[1, 2]。脂溢性角化病的诊断主要依据临床表现。皮肤镜检查有助于区分良性特征、不典型增生或恶性肿瘤。脂溢性角化病的皮肤镜表现有粟丘疹囊肿、粉刺样开口、裂隙和皮嵴、发夹状血管、清晰的界限及虫蚀样边界[3]。若存在诊断不明或有恶性肿瘤特征，如溃疡或较大皮损，以及皮损迅速进展变大，建议进行皮肤组织病理检查[2]。在组织病理学中，可观察到角质形成细胞过度增生伴有充满角蛋白的囊肿[2]。在炎症性或刺激性皮损中，可见淋巴细胞浸润。脂溢性角化病根据不同程度的角化过度、棘层肥厚、假角质囊肿、色素沉着、炎症和角化不良可分为多种组织病理学亚型[1, 2]。脂溢性角化病通常是良性的，不需要任何治疗。然而，往往由于保证美观性，才需要切除皮损。临床上，治疗选择包括冷冻疗法（液氮或二氧化碳）、切削或局部外用药（包括他扎罗汀、咪喹莫特乳膏、α-羟基酸和尿素软膏等）[2]。

该患者的鉴别诊断包括黑素瘤、色素性基底细胞癌和色素痣。

黑素瘤为影响成人的最致命的皮肤癌。典型的皮肤黑素瘤为不对称分布、具有不规则边界的斑疹或结节，皮损内颜色多样。也可见粉红色或红色皮损[4]。

基底细胞癌为最常见的皮肤恶性肿瘤。该病的发病率随年龄的增长而增加。基底细胞癌表现为微小的、几乎不易察觉的丘疹，缓慢进展为结节或斑块，常伴溃疡[5]，面部、头皮和颈部最常受累。

头皮是色素痣好发部位，具有部位相关的异型性，色素痣具有黑素瘤的一部分共同组织学特征，但其为良性。头皮部位的色素痣临床可表现为深棕色、深粉红色，呈弧形或冠状。皮损主要分布于头顶部[6]。

依据临床表现和皮肤镜特征，该患者诊断为脂溢性角化病。采用液氮冷冻治疗，皮损消退。

关键点

- 脂溢性角化病为一种可累及头皮部位的良性皮肤肿瘤。
- 其临床表现为边界清楚、圆形或卵圆形、隆起并黏附于皮肤的疣状、暗淡、表面不规则皮损。
- 脂溢性角化病的皮损颜色可呈肤色、淡黄色、淡至深棕色、灰色及黑色等。

参考文献

[1] Hafner C, Vogt T. Seborrheic keratosis. J Dtsch Dermatol Ges. 2008;6(8):664–77.

[2] Greco MJ, Bhutta BS. Seborrheic keratosis. Treasure Island (FL): StatPearls; 2020.

[3] Braun RP, Rabinovitz HS, Krischer J, Kreusch J, Oliviero M, Naldi L, et al. Dermoscopy of pigmented seborrheic keratosis: a morphological study. Arch Dermatol. 2002;138(12):1556–60.

[4] Kibbi N, Kluger H, Choi JN. Melanoma: clinical presentations. Cancer Treat Res. 2016;167:107–29.

[5] Marzuka AG, Book SE. Basal cell carcinoma: pathogenesis, epidemiology, clinical features, diagnosis, histopathology, and management. Yale J Biol Med. 2015;88(2):167–79.

[6] Tcheung WJ, Bellet JS, Prose NS, Cyr DD, Nelson KC. Clinical and dermoscopic features of 88 scalp naevi in 39 children. Br J Dermatol. 2011;165(1):137–43.

病例 17　头皮瘙痒、多形性皮损

Joanna Golińska　Anna Waśkiel-Burnat　著
襦风麟　贺子萱　译

　　患者男性，50岁，因泛发性皮损伴瘙痒1个月就诊于皮肤科。皮损初发于臀部，随后扩展至头皮、肘部、膝盖和前臂。其他家庭成员无类似表现。患者否认任何胃肠道症状。

　　体格检查示枕部头皮出现糜烂、结痂及单发水疱（图17-1）。此外，肘部、前臂、臀部和膝盖可见红斑，其上伴有水疱及大量糜烂、结痂。

　　实验室检查正常。臀部病变周围皮肤的直接免疫荧光检测显示真皮乳头内存在颗粒状的 IgA（++）和 IgM（+）沉积。间接免疫荧光检测显示 IgA 抗肌内膜抗体（IgA anti-endomysial antibody，IgA-EMA）存在。

　　根据病例描述和照片，您的诊断是什么？

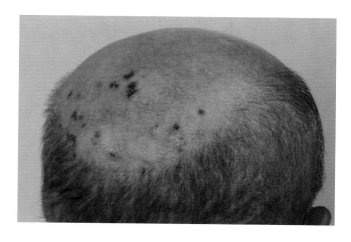

◀ 图 17-1　一名 50 岁男性，枕部头皮覆有结痂的糜烂和单发水疱

【鉴别诊断】

1. 落叶型天疱疮。
2. 疱疹样皮炎。
3. 大疱性类天疱疮。
4. 线状 IgA 大疱性皮病。

【诊断】

疱疹样皮炎。

【讨论】

疱疹样皮炎（dermatitis herpetiformis）是腹腔疾病的皮肤表现，其中麦谷蛋白会诱导携带人类白细胞抗原（human leucocyte antigen，HLA）DQ2 或 DQ8 单体型的遗传易感性个体发生皮损[1]。腹腔病变和疱疹样皮炎的皮损中均观察到了针对转谷氨酰胺酶的 IgA 自身抗体的产生。在疱疹样皮炎的患者中，IgA 自身抗体沉积在浅表的真皮乳头层[2]。该病在男性中更常见，通常发生在 40 多岁[3]。疱疹样皮炎临床表现为多形性皮损，包括水疱、丘疹和斑疹，伴瘙痒。但是由于搔抓，可能仅出现糜烂和结痂。其皮损好发部位为肘部、膝盖和臀部[1]。30%的病例头皮受累。罕见脱发[2, 4]。20% 的疱疹样皮炎患者在初诊时表现为胃肠道症状[3]。疱疹样皮炎的诊断基于典型临床表现及直接免疫荧光检查。直接免疫荧光检查显示真皮乳头颗粒状 IgA 沉积。此外，循环中抗谷氨酰胺转肽酶 2 抗体的存在也支持此诊断，但其缺失并不能排除疱疹样皮炎的可能[1]。疱疹样皮炎的治疗包括严格终身无麸质饮食和口服磺胺类药物（氨苯砜）。此外，短期强效局部糖皮质激素的外用可能有助于减轻瘙痒[3]。

该患者的鉴别诊断包括落叶型天疱疮、大疱性类天疱疮及线状 IgA 大疱性皮病。

落叶型天疱疮是一种累及皮肤的自身免疫性大疱性疾病。该病最常见于 50—60 岁的女性[2]。皮肤受累表现为松弛的水疱及糜烂，主要分布于面部、头皮、躯干和四肢近端[5]。

　　大疱性类天疱疮是最常见的自身免疫性大疱性疾病，主要影响 70 岁以上的老年人[6]。临床表现为瘙痒，以及在正常皮肤或红斑、水肿基础上的紧张性水疱[6]。罕见黏膜受累的报道（占病例的 10%～30%）[6]。

　　线状 IgA 大疱性皮病是发生在成人和儿童中的表皮下水疱大疱性皮肤病。在儿童中，它表现为环形或多环形斑块和丘疹，边缘可有水疱，主要分布于口周和眼周、下腹部、大腿、臀部、生殖器、腕部和踝部[7]。相比之下，成人发病的表现是分布于躯干、头部和四肢的皮损[7]。

　　根据临床特点和免疫荧光检测，该患者诊断为疱疹样皮炎。起始服用氨苯砜（100mg/d）。建议进行无麸质饮食和消化科会诊。

关键点

- 疱疹样皮炎表现为瘙痒、多形性皮损，主要局限于肘部、膝盖和臀部。
- 30% 的疱疹样皮炎患者存在头皮受累；罕见脱发。

参考文献

[1] Salmi TT. Dermatitis herpetiformis. Clin Exp Dermatol. 2019;44(7):728–31.

[2] Salmi TT, Hervonen K, Kautiainen H, Collin P, Reunala T. Prevalence and incidence of dermatitis herpetiformis: a 40–year prospective study from Finland. Br J Dermatol. 2011;165(2):354–9.

[3] Mirza HA, Gharbi A, Bhutta BS. Dermatitis herpetiformis. Treasure Island (FL): StatPearls; 2020.

[4] Gul U, Soylu S, Heper A. An unusual case of dermatitis herpetiformis presenting with initial scalp localization. Indian J Dermatol Venereol Leprol. 2009;75(6):620–2.

[5] Kridin K. Pemphigus group: overview, epidemiology, mortality, and comorbidities. Immunol Res. 2018;66(2):255–70.

[6] Miyamoto D, Santi CG, Aoki V, Maruta CW. Bullous pemphigoid. An Bras Dermatol. 2019;94(2):133–46.

[7] Lammer J, Hein R, Roenneberg S, Biedermann T, Volz T. Drug-induced linear IgA bullous dermatosis: a case report and review of the literature. Acta Derm Venereol. 2019;99(6):508–15.

Joanna Golińska　Anna Waśkiel-Burnat　著
褚风麟　贺子萱　译

患者女性，57岁，因皮肤及黏膜皮损4个月就诊于皮肤科。最初头皮出现红斑样皮损。根据临床特点，诊断为银屑病并开始局部使用糖皮质激素治疗。1个月后，鼻部出现轻微糜烂，因怀疑其为基底细胞癌，手术切除病变。组织病理学检查显示乳头状汗管囊腺瘤特征。随后红斑基础上的糜烂出现在面部、胸部和背部等其他身体部位。口腔和生殖器黏膜也出现糜烂，伴疼痛。

体格检查示头皮覆有厚痂的糜烂，伴脱发（图18-1）。面部、胸部及上背部发现红斑基础上的广泛糜烂结痂及单发大疱。口腔及生殖器出现多发性糜烂。毛发镜下显示渗出和黄色出血性结痂（图18-2）。

实验室检查C反应蛋白升高，全血细胞计数、电解质、肝转氨酶和肌酐均在正常范围内。直接免疫荧光检查示表皮细胞间免疫球蛋白G（immunoglobulin G，IgG）沉积。间接免疫荧光检查示表皮细胞间IgG和C_3沉积。

根据病例描述和照片，您的诊断是什么？

【鉴别诊断】

1. 落叶型天疱疮。

2. 寻常型天疱疮。

3. 大疱性类天疱疮。

4. 线状IgA大疱性皮病。

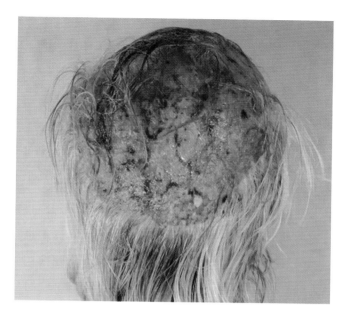

◀ 图 18-1　一名 57 岁女性，头皮红斑基础上的糜烂结痂，伴脱发

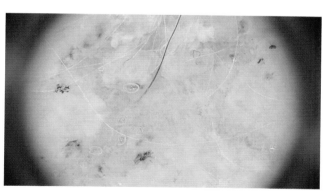

◀ 图 18-2　毛发镜下可见渗出及伴有黄色出血性结痂（20×）

【诊断】

寻常型天疱疮。

【讨论】

寻常型天疱疮（pemphigus vulgaris）是一种累及皮肤和黏膜的自身免疫性大疱性疾病，是天疱疮中最常见类型，占所有天疱疮病例的 70%[1]。该病的发病机制是棘层松解和表皮内水疱形成，这是由靶向跨膜桥粒糖蛋白——桥粒黏蛋

白 3（某些情况下是桥粒黏蛋白 1）的 IgG 自身抗体所致 [1, 2]。寻常型天疱疮主要累及 50—60 岁的女性 [3]。最初的临床表现通常为黏膜糜烂。其中，口腔黏膜最常受累，并导致吞咽困难和体重减轻。其余黏膜表面也可能受累，包括咽喉、食管、结膜黏膜、生殖器和肛门 [3]。皮肤受累的特征是主要局限于面部、头皮、躯干和四肢近端的松弛水疱及糜烂 [1]。16%～65% 的寻常型天疱疮患者头皮受累。9%～15% 的病例中，头皮是首个受累部位 [4]。临床中，寻常型天疱疮的头皮表现为红斑基础上的糜烂结痂。5.4% 的病例中观察到脱发，除个别伴葡萄球菌双重感染的长病程情况外，脱发通常为非瘢痕性 [4]。寻常型天疱疮的诊断主要基于临床特征和免疫荧光检查。直接免疫荧光检查可观察到 IgG 或 C_3 与中下层或全层表皮的细胞间基质结合。间接免疫检测显示存在抗桥粒抗原的血清自身抗体。毛发镜检查是一种有效的辅助诊断方法。寻常型天疱疮的毛发镜特征包括渗出、黄色出血性结痂、伴白晕的黄点征 [5]。组织病理学检查可见基底上棘层松解及以中性粒细胞和嗜酸性粒细胞为主的浸润 [3]。寻常型天疱疮的治疗包括单独系统应用糖皮质激素，或者联合免疫抑制药（硫唑嘌呤、霉酚酸酯、霉酚酸或氨苯砜）或利妥昔单抗。局部使用抗菌药和糖皮质激素也有效 [6]。

该患者的鉴别诊断包括落叶型天疱疮、大疱性类天疱疮和线状 IgA 大疱性皮病。

落叶型天疱疮是天疱疮的第 2 位常见分型。与寻常性天疱疮类似，它表现为伴周围红斑的糜烂，通过结痂和脱屑愈合。不同在于，落叶型天疱疮不会累及黏膜 [1]。

大疱性类天疱疮是最常见的自身免疫性大疱性疾病，多累及 70 岁以上的老年人 [7]，表现为正常皮肤或红斑水肿基础上的瘙痒和紧张性水疱。很少有黏膜受累的报道（10%～30% 的病例）[7]。

线状 IgA 大疱性皮病是一种相对少见的表皮下水疱大疱性皮肤病，成人和儿童均可发病。在儿童中，表现为边缘存在水疱的环形或多环形斑块和丘疹，主要分布于口周和眼周、下腹部、大腿、臀部、生殖器、腕部和踝部 [7]。相比之下，成人发病的表现为躯干、头部和四肢的皮损。在儿童和成人中，黏膜均可受累 [8]。

根据临床表现和免疫荧光检查，该患者确诊为寻常型天疱疮。患者接受利妥昔单抗治疗（1g 分 2 次注射，间隔 2 周）。治疗 4 周后，皮损消退、毛发再生。

关键点

- 16%～65% 的寻常型天疱疮患者头皮受累，9%～15% 的患者中，头皮是首个受累部位。
- 寻常型天疱疮的头皮表现为红斑基础上的糜烂结痂，在 5.4% 的病例中会导致脱发。
- 寻常型天疱疮所致的脱发通常为非瘢痕性，除了伴葡萄球菌双重感染的长病程病例。

参 考 文 献

[1] Kridin K. Pemphigus group: overview, epidemiology, mortality, and comorbidities. Immunol Res. 2018;66(2):255–70.

[2] Venugopal SS, Murrell DF. Diagnosis and clinical features of pemphigus vulgaris. Dermatol Clin. 2011;29(3):373–80.

[3] Kasperkiewicz M, Ellebrecht CT, Takahashi H, Yamagami J, Zillikens D, Payne AS, et al. Pemphigus. Nat Rev Dis Primers. 2017;3:17026.

[4] Sar-Pomian M, Konop M, Gala K, Rudnicka L, Olszewska M. Scalp involvement in pem-phigus: a prognostic marker. Adv Dermatol Allergol Postępy Dermatologii i Alergologii. 2018;35(3):293–8.

[5] Sar-Pomian M, Kurzeja M, Rudnicka L, Olszewska M. The value of trichoscopy in the differential diagnosis of scalp lesions in pemphigus vulgaris and pemphigus foliaceus. An Bras Dermatol. 2014;89(6):1007–12.

[6] Schmidt E, Sticherling M, Sárdy M, Eming R, Goebeler M, Hertl M, et al. S2k guidelines for the treatment of pemphigus vulgaris/foliaceus and bullous pemphigoid: 2019 update. J Dtsch Dermatol Ges. 2020;18(5):516–26.

[7] Miyamoto D, Santi CG, Aoki V, Maruta CW. Bullous pemphigoid. An Bras Dermatol. 2019;94(2):133–46.

[8] Lammer J, Hein R, Roenneberg S, Biedermann T, Volz T. Drug-induced linear IgA bullous dermatosis: a case report and review of the literature. Acta Derm Venereol. 2019;99(6):508–15.

病例 19　头皮糜烂和叶状脱屑

Aleksandra Wielgoś　著

宋秀祖　译

患者男性，65 岁，头皮、面部、躯干和上肢皮肤弥漫性糜烂 3 个月。患者自诉 13 年前曾发生过类似皮损，当时予以口服泼尼松（最大剂量 100mg/d）和氯喹（最大剂量 500mg/d）治疗后痊愈。患者既往有高血压、2 型糖尿病、肥胖症、多发性神经病和白癜风病史。

体格检查示额顶和头顶部位有糜烂、淡黄色结痂和叶状鳞屑（图 19-1）。此外，面部、躯干和上肢也有糜烂，无黏膜皮损。毛发镜检查显示头皮有淡黄色和白色鳞屑、渗出和有多形性血管的红色区域（图 19-2）。

实验室检查显示患者血糖升高，γ- 谷氨酰转肽酶活性升高。胸部 X 线片和腹部超声检查未见明显异常。直接免疫荧光试验显示 IgG 在表皮细胞间沉积。酶联免疫吸附试验（ELISA）显示抗桥粒黏蛋白 1（Dsg1）阳性。

根据病例描述和照片，您的诊断是什么？

【鉴别诊断】

1. 大疱性类天疱疮。

2. 落叶型天疱疮。

3. 寻常型天疱疮。

4. 线状 IgA 大疱性皮病。

【诊断】

落叶型天疱疮。

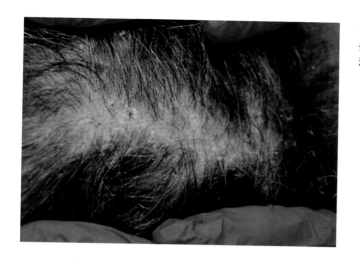

◀ 图 19-1　一名 65 岁男性，头皮上有糜烂、淡黄色结痂和叶状脱屑

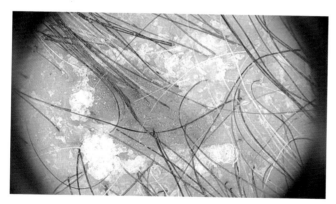

◀ 图 19-2　毛发镜检查显示头皮红色区域有多形性血管，周围有白色鳞屑（20×）

【讨论】

　　落叶型天疱疮（pemphigus foliaceus, PF）是一种皮肤表皮内自身免疫性疱病，是天疱疮的第 2 大亚型[1]。该病的发病机制以棘层松解和表皮内水疱形成为特征，由针对跨膜糖蛋白 Dsg1 的 IgG 自身抗体引起[1, 2]。PF 通常在 40—60 岁发病，男女发病率相当。临床表现为皮肤糜烂，周围有红斑，愈合后结痂、脱屑，黏膜不受影响。水疱为浅表性且易破裂，因此在大多数病例中只能观察到由此产生的糜烂[1]。皮损最常见于脂溢性区域（面部中央、颈部、胸部和上背部）。16%～65% 的患者会出现头皮受累，9%～15% 的患者以头皮为首发部位[3]。5.4%

的患者会出现脱发，但通常为非瘢痕性脱发，个别患者因葡萄球菌感染导致病程延长，可能引起瘢痕性脱发[3]。PF 的诊断主要依据临床特征和免疫荧光试验。直接免疫荧光可观察到 IgG 或 C_3 在表皮浅层的细胞间沉积，间接免疫荧光显示存在天疱疮自身抗体，ELISA 可检测到 Dsg1 自身抗体。毛发镜检查是一种有用的辅助诊断方法，PF 的镜下特征包括渗出、黄色出血结痂、带白色晕的黄点和白色多角形结构[4]。组织病理学检查可见表皮颗粒层松解及以中性粒细胞和嗜酸性粒细胞为主的炎症浸润[5]。PF 的治疗方法包括系统性使用皮质类固醇激素，加用或不加用免疫抑制药（硫唑嘌呤、霉酚酸酯、霉酚酸或氨苯砜）或利妥昔单抗。外用抗菌药物和皮质类固醇也有效[6]。

该患者的鉴别诊断包括大疱性类天疱疮、寻常型天疱疮和线状 IgA 大疱性皮病。

大疱性类天疱疮是最常见的自身免疫性大疱性疾病，好发于老年人，通常在 70 岁以上发病[7]。该病表现为在正常皮肤或水肿性红斑的基础上出现瘙痒、紧张性水疱[7]。

寻常型天疱疮是一种可累及皮肤和黏膜的自身免疫性大疱性疾病，是天疱疮中最常见的类型[1]。寻常型天疱疮好发于 50—60 岁的女性[3]，最初表现为黏膜糜烂。皮肤受累的特点是松弛性水疱和糜烂，主要分布在面部、头皮、躯干和四肢近端[1]。

线性 IgA 皮肤病是一种较罕见的表皮下水疱大疱性皮肤病，成人和儿童均可发病[6]。儿童发病的特点是出现环状或多环状斑块和丘疹，边缘有水疱，主要发生在口眼周围、下腹部、大腿、臀部、生殖器、腕部和踝部。而成人皮损好发于躯干、头部和四肢。儿童和成人的黏膜都可能受累[8]。

根据患者的临床表现和免疫荧光试验，可以确诊落叶型天疱疮。患者接受了利妥昔单抗治疗（输注 2 次，每次 1g，间隔 2 周），耐受性良好，并获得部分临床疗效。在使用曲安奈德（10mg/ml）进行每 4～6 周 1 次的皮损内注射治疗后，头皮的皮损完全消退。

关键点

- 落叶型天疱疮的临床特征是皮肤糜烂，周围有红斑，愈后结痂和脱屑。
- 16%～65% 的落叶型天疱疮患者好发于头皮，9%～15% 的患者以头皮为首发部位。
- 头皮上的落叶型天疱疮表现为红斑基础上的糜烂结痂，导致脱发的病例占 5.4%。
- 落叶型天疱疮引起的脱发是非瘢痕性的，除葡萄球菌感染导致的长期病程者外。

参 考 文 献

[1] Kridin K. Pemphigus group: overview, epidemiology, mortality, and comorbidities. Immunol Res. 2018;66(2):255–70.

[2] Venugopal SS, Murrell DF. Diagnosis and clinical features of pemphigus vulgaris. Dermatol Clin. 2011;29(3):373–80. vii

[3] Sar-Pomian M, Konop M, Gala K, Rudnicka L, Olszewska M. Scalp involvement in pemphigus: a prognostic marker. Postepy Dermatol i Alergol. 2018;35(3):293–8.

[4] Sar-Pomian M, Kurzeja M, Rudnicka L, Olszewska M. The value of trichoscopy in the differential diagnosis of scalp lesions in pemphigus vulgaris and pemphigus foliaceus. An Bras Dermatol. 2014;89(6):1007–12.

[5] Kasperkiewicz M, Ellebrecht CT, Takahashi H, Yamagami J, Zillikens D, Payne AS, et al. Pemphigus. Nat Rev Dis Prim. 2017;3:17026.

[6] Schmidt E, Sticherling M, Sárdy M, Eming R, Goebeler M, Hertl M, et al. S2k guidelines for the treatment of pemphigus vulgaris/foliaceus and bullous pemphigoid: 2019 update. J Dtsch Dermatol Ges. 2020;18(5):516–26.

[7] Miyamoto D, Santi CG, Aoki V, Maruta CW. Bullous pemphigoid. An Bras Dermatol. 2019;94(2):133–46.

[8] Lammer J, Hein R, Roenneberg S, Biedermann T, Volz T. Drug-induced linear IgA bullous dermatosis: a case report and review of the literature. Acta Derm Venereol. 2019;99(6):508–15.

病例 20 头皮溃疡性结节

Agnieszka Kaczorowska Paulina Chmielińska Marta Sar-Pomian Joanna Czuwara 著

李杰成 周 城 译

患者男性，67 岁，头皮结节并持续增大 5 个月。皮损最初为一小的红斑和鳞屑性斑块，后迅速增大，偶有出血和结痂，患者诉皮损处疼痛。该患者是农民，长期户外工作，否认采取相关防晒措施。患者为重度吸烟者（吸烟史 40 包 / 年），否认皮肤癌的个人或家族史。

体格检查示头皮顶部单发溃疡性结节，大小约 3.5cm × 3cm（图 20-1），局部淋巴结未触及。皮肤镜下可见皮损中央角蛋白肿块、溃疡和放射状排列的线状不规则血管（图 20-2）。

组织病理学检查示表皮不典型增生，无成熟现象，可见柱状角化不全。早期的真皮侵袭表现为皮损底部舌状凸出的不典型角质形成细胞和炎症反应（图 20-3）。

根据病例描述和照片，您的诊断是什么？

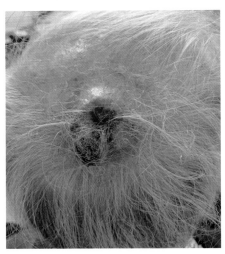

▲ 图 20-1　一名 67 岁男性，顶部头皮溃疡性结节

【鉴别诊断】

1. 基底细胞癌。
2. 鳞状细胞癌。
3. 梅克尔细胞癌。
4. 皮肤转移癌。

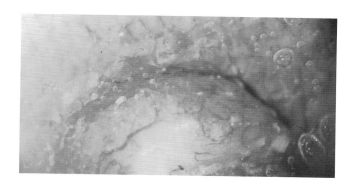

◀ 图 20-2　皮肤镜下见线状
不规则血管（**20×**）

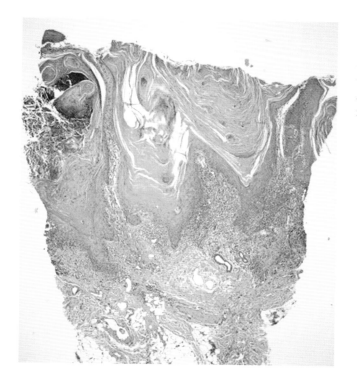

◀ 图 20-3　组织病理学检
查示表皮不典型增生，无成
熟现象，可见柱状角化不全。
早期的真皮侵袭表现为皮损
底部舌状凸出的不典型角质
形成细胞和炎症反应

【诊断】

鳞状细胞癌。

【讨论】

鳞状细胞癌是第二常见的非黑素瘤皮肤癌。该病占皮肤肿瘤的 20%～50%，全世界的鳞状细胞癌发病率呈上升趋势[1]。最大的危险因素是累积的日光暴露（主要是 UVB）[2]，其他危险因素包括白皙皮肤（Fitzpatrick 光皮肤分型 I～II型）、高龄、免疫抑制、户外工作、吸烟、人类乳头瘤病毒感染（16 型、18 型和 31 型）、暴露于砷和电离辐射、慢性皮肤疾病（烧伤瘢痕、盘状红斑狼疮、硬化性苔藓）及使用 BRAF 抑制药[3-5]。有家族综合征（着色性干皮病、大疱性表皮松解症、疣状表皮松解症、白化病）者易患多发性鳞状细胞癌[2]。鳞状细胞癌起源于表皮角质形成细胞或附属器[3]，既可以继发于前驱皮损（光线性角化病、鲍恩病），也可以是原发性[4]。鳞状细胞癌的发病率随着年龄的增长而增加，平均发病年龄在 60 岁左右，男性比女性更多见（3:1）。鳞状细胞癌的临床表现为丘疹、斑块或质硬结节，表面光滑、鳞状、疣状或溃烂。皮损通常是单发的，但有时可能存在多个"转移中"的转移癌[2]。鳞状细胞癌可以没有明显的临床症状，如果侵犯周围神经，可能会引起瘙痒、疼痛甚至局部神经病理性症状[3, 4]。在皮肤白皙人群中，它通常发生在光损伤区域，主要在头颈部（55%）、手和前臂伸肌表面（18%），以及下肢（13%）。在深色皮肤人群中，非光暴露区是最常见的发病部位[3]。组织病理学是确诊鳞状细胞癌的金标准，皮肤镜检查可能有助于初步诊断。鳞状细胞癌的皮肤镜下特征包括鳞屑、血管性斑点、白色环状结构、白色无结构区、发夹状血管、线状不规则血管、血管周围白色光晕和溃疡[6]。治疗主要以外科手术为主，少数辅以放化疗。

鳞状细胞癌需与基底细胞癌、梅克尔细胞癌和皮肤转移癌相鉴别。

基底细胞癌是最常见的皮肤恶性肿瘤。该病的发病率随着年龄的增长而增加。基底细胞癌起初表现为一个微小的、较难发现的丘疹，逐渐生长成结节或斑块，偶伴溃烂[7]。面部、头皮和颈部是最常见的发病区域。

梅克尔细胞癌是一种罕见，但侵袭性很强的皮肤肿瘤。梅克尔细胞癌的发病率随着年龄的增长而增加，男性多于女性。临床上表现为快速生长的肿瘤或皮肤浸润性病变，颜色为红色至紫色。头颈部是最常见的发病部位，此类患者皮损中很少观察到溃疡[8]。

原发性内脏恶性肿瘤的皮肤转移在临床上并不常见，发病率为 0.22%～12%[9]。约 5% 的患者有头皮受累。癌症的皮肤转移通常在原发肿瘤发生很久后才出现。然而，它们有时可能是体内发生恶性肿瘤的第一个体征。临床上，皮肤转移癌表现为生长迅速的单个或多个非触痛结节。

　　该患者被诊断为浸润性鳞状细胞癌，分期是 $T_2N_0M_0$，并接受了肿瘤全切术。患者的淋巴结超声、腹部超声及胸部 X 线片结果都是正常的。在每 3 个月一次的随访中，未发现局部复发或转移的体征。

关键点

- 鳞状细胞癌是第二常见的非黑素瘤皮肤癌，多发生在头皮。
- 表现为丘疹、斑块或质硬结节，表面光滑、鳞屑、疣状或溃疡。

参考文献

[1] Que SKT, Zwald FO, Schmults CD. Cutaneous squamous cell carcinoma: incidence, risk factors, diagnosis, and staging. J Am Acad Dermatol. 2018;78(2):237–47.

[2] Waldman A, Schmults C. Cutaneous squamous cell carcinoma. Hematol Oncol Clin North Am. 2019;33(1):1–12.

[3] Kallini JR, Hamed N, Khachemoune A. Squamous cell carcinoma of the skin: epidemiology, classification, management, and novel trends. Int J Dermatol. 2015;54(2):130–40.

[4] Parekh V, Seykora JT. Cutaneous squamous cell carcinoma. Clin Lab Med. 2017;37(3):503–25.

[5] Dusingize JC, Olsen CM, Pandeya NP, Subramaniam P, Thompson BS, Neale RE, et al. Cigarette smoking and the risks of basal cell carcinoma and squamous cell carcinoma. J Invest Dermatol. 2017;137(8):1700–8.

[6] Kato J, Horimoto K, Sato S, Minowa T, Uhara H. Dermoscopy of melanoma and non- melanoma skin cancers. Front Med (Lausanne). 2019;6:180.

[7] Marzuka AG, Book SE. Basal cell carcinoma: pathogenesis, epidemiology, clinical features, diagnosis, histopathology, and management. Yale J Biol Med. 2015;88(2):167–79.

[8] Dudzisz-Śledź M, Zdzienicki M, Rutkowski P. Merkel cell carcinoma (MCC) – neuroendo-crine skin cancer. Nowotwory J Oncol. 2019;69(3–4):111–6.

[9] Yu Q, Subedi S, Tong Y, Wei Q, Xu H, Wang Y, Gong Y, Shi Y. Scalp metastases as first presentation of pulmonary adenocarcinomas: a case report. Onco Targets Ther. 2018;11:6147–51.

病例 21 头皮糜烂、瘢痕样皮损

Marta Muszel　Mariusz Sikora　著
禚风麟　贺子萱　译

　　患者男性，67 岁，因头皮糜烂、瘢痕样皮损 2 年就诊于皮肤科。患者曾接受口服及局部抗生素治疗，无缓解。自诉疼痛及压痛。否认头皮外伤史或过度日晒史。

　　体格检查示额顶区大面积糜烂，局部覆有出血和淡黄色结痂，糜烂面外周为瘢痕。头顶部可见非瘢痕性脱发（图 21-1）。未见其他皮肤或黏膜损害。

　　实验室检查均处于正常范围。皮损周围皮肤直接免疫荧光显示基底膜带 IgG 和 C₃ 线状沉积物。间接免疫荧光检测阴性。组织病理学检查观察到糜烂及真皮层淋巴细胞、浆细胞和中性粒细胞的炎性浸润。

　　根据病例描述和照片，您的诊断是什么？

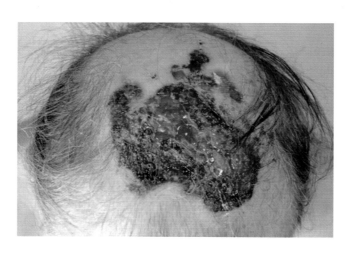

◀ 图 21-1　一名 67 岁男性，额顶区大面积糜烂，其上局部覆有出血和淡黄色结痂，外周为瘢痕。头顶部可见非瘢痕性脱发

【鉴别诊断】

1. 头皮糜烂性脓疱性皮病。

2. 盘状红斑狼疮。

3. 基底细胞癌。

4. Brunsting-Perry 类天疱疮。

【诊断】

Brunsting-Perry 类天疱疮。

【讨论】

Brunsting-Perry 类天疱疮（Brunsting-Perry pemphigoid）是一种黏膜类天疱疮[1, 2]。截至目前，其发病机制仍有待阐明[3]。BP180、Ⅶ型胶原、层粘连蛋白332、BP230 和 LAD-1 作为自身抗原的作用已被提出[3]。该病多见于老年患者，男性常见[1]。Brunsting-Perry 类天疱疮的临床特征是局限于头部、颈部、头皮和躯干上部的大疱及糜烂样损害，黏膜轻度或无受累。有头皮皮损的病例可发生瘢痕性脱发[1]。该病常进展缓慢，但已有报道可能发生严重变异[4]。Brunsting-Perry 类天疱疮的诊断基于临床表现、免疫病理学和组织病理学检查。皮损周围皮肤的直接免疫荧光检测显示，IgG 和补体沿真皮表皮交界处线状沉积。间接免疫荧光检测通常为阴性。组织病理学检查显示伴混合性炎症浸润的表皮下水疱[4]。Brunsting-Perry 类天疱疮的治疗与其他类型天疱疮相似。强效局部糖皮质激素通常为一线用药。低剂量甲氨蝶呤、四环素或氨苯砜为重症或难治病例的推荐用药[5]。

该患者的鉴别诊断包括头皮糜烂性脓疱性皮病、盘状红斑狼疮和基底细胞癌。

头皮糜烂性脓疱性皮病是一种罕见的炎症性疾病，主要累及老年人。其临床特征为反复出现的脓疱、炎性糜烂，以及灰、黄或黄褐色结痂，并导致瘢痕性脱发[6]。

盘状红斑狼疮为淋巴细胞性原发性瘢痕性脱发的一种，通常好发于 20—40

岁的女性。该病的特征是边界清楚的红斑硬化性斑块，伴脱屑。剥去黏着性鳞屑，可见毛囊角栓（地毯钉征）。可观察到毛细血管扩张、萎缩、色素减退及色素沉着。通常不发生糜烂[2]。

基底细胞癌是最常见的皮肤恶性肿瘤。该病的发病率随着年龄的增长而增加，表现为一个微小到几乎不可察的丘疹，逐渐增大为结节或斑块，有时伴有溃疡。面部、头皮或颈部最常受累[6]。

根据临床特征、免疫荧光和组织病理学检查，该患者确诊为 Brunsting-Perry 类天疱疮。患者通过口服甲氨蝶呤（7.5mg，每周1次）和 0.05% 的丙酸氯倍他索乳膏治疗。治疗3个月后，病情明显好转。

关键点

- Brunsting-Perry 类天疱疮是一种可致瘢痕性脱发的罕见大疱性疾病。
- 其表现为局限于头部、颈部、头皮和上部躯干的大疱及糜烂样皮损，黏膜轻度或无受累。

参考文献

[1] Brunsting LA, Perry HO. Benign pemphigoid; a report of seven cases with chronic, scarring, herpetiform plaques about the head and neck. AMA Arch Derm. 1957;75(4):489.

[2] Jedlickova H, Niedermeier A, Zgažarová S, Hertl M. Brunsting-Perry pemphigoid of the scalp with antibodies against laminin 332. Dermatology. 2011;222(3):193–5.

[3] Zhou S, Zou Y, Pan M. Brunsting-Perry pemphigoid transitioning from previous bullous pemphigoid. JAAD Case Rep. 2020;6(3):192–4.

[4] Leenutaphong V, von Kries R, Plewig G. Localized cicatricial pemphigoid (Brunsting-Perry): electron microscopic study. J Am Acad Dermatol. 1989;21(5 Pt 2):1089–93.

[5] Martín JM, Pinazo I, Molina I, Monteagudo C, Villalón G, Reig I, Jordá E. Cicatricial pemphigoid of the Brunsting-Perry type. Int J Dermatol. 2009 Mar;48(3):293–4.

[6] Karanfilian KM, Wassef C. Erosive pustular dermatosis of the scalp: causes and treatments. Int J Dermatol. 2021;60(1):25–32.

病例 22　头皮急性红斑

Anna Waśkiel-Burnat　Monika Łukiewicz　Małgorzata Olszewska　Lidia Rudnicka　著
赵恒光　译

患者女性，67 岁，有雄激素性秃发史，1 周前开始出现头皮红斑和脱屑。1 个月前，患者曾接受局部外用米诺地尔溶液治疗。自诉头皮严重瘙痒。

体格检查显示红斑皮损延伸至前额，伴糜烂和白色鳞屑（图 22-1 和图 22-2）。毛发镜检查见淡黄色和白色鳞屑、点状血管呈簇状排列（图 22-3）。

过敏原斑贴试验证实患者对丙二醇反应阳性。

根据病例描述和照片，您的诊断是什么？

【鉴别诊断】

1. 银屑病。

2. 脂溢性皮炎。

3. 变应性接触性皮炎。

4. 弥漫性扁平苔藓。

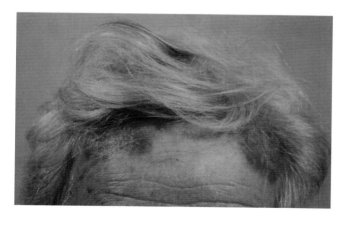

◀ 图 22-1　一名 67 岁女性，延伸至前额的红斑性皮损

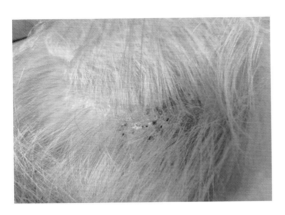

◀ 图 22-2　头皮红斑伴白色鳞屑和糜烂

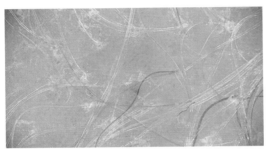

◀ 图 22-3　毛发镜检查示白色和淡黄色鳞屑、簇集排列的点状血管（40×）

【诊断】

变应性接触性皮炎。

【讨论】

接触性皮炎（湿疹）是由外源性物质诱发的一种皮肤炎症反应[1]。接触性皮炎有两种类型：刺激性接触性皮炎和变应性接触性皮炎。刺激性接触性皮炎是由于皮肤直接受化学或物理刺激而发生的一种非免疫性炎症反应。发生刺激性接触性皮炎的可能性取决于个体易感性及接触刺激性物质的持续时间、强度和浓度[2]。由于不需要事先敏化，皮损可能在单次暴露于强刺激物或反复暴露于弱刺激物之后发生[1]。常见于女性、婴儿、老年人和有特应性病史的个体[2]。变应性接触性皮炎是一种对外部化学物质（过敏原）发生的迟发性Ⅳ型超敏反应，只发生在之前已经被敏化的易感个体中。变应性接触性皮炎的致敏期通常持续10～14天。此后，皮肤再次暴露于过敏原将导致皮炎[1]。变应性接触性皮炎的危险因素包括年龄、职业、特应性皮炎病史[1]。接触性皮炎的特点是在急性期表现为红斑、丘疹、脱屑、水疱和大疱，在慢性期表现为苔藓样变和皲裂。大多数情况下，病变仅局限于接触部位[1]，可伴瘙痒、灼烧感、刺痛或疼痛。头皮对接触性皮炎的抵抗力特别强。当过敏原作用于这一部位时，通常会引起眼睑、耳部和颈部皮肤的皮炎。然而，强过敏原也可能引起严重的头皮炎症。引起头皮接触性过敏最重要的过敏原是漂白剂、染发剂、洗发水、护发素、烫发产品、直发剂和外用药物[3]。接触性皮炎的诊断主要依靠临床表现。皮肤镜检查和组织病理学检查有助于诊断。接触性皮炎的皮肤镜检查表现为成簇或随机分布的点状血管、黄色鳞屑和血清性结痂[4]。刺激性接触性皮炎的组织病理表现为轻度海绵水肿、表皮细胞坏死和表皮中性粒细胞浸润。变应性接触性皮炎的真皮炎性浸润细胞主要是淋巴细胞和其他单核细胞[2]。斑贴试验是诊断变应性接触性皮炎的金标准，用来明确确切的原因。识别和避免潜在的诱因是接触性皮炎最重要的治疗手段。也应该避免摩擦、使用肥皂、香水及染剂等[2]。建议常规使用保湿剂[1]。高强效和强效外用皮质类固醇通常是一线治疗选择。局部他克莫司和吡美莫司软膏也有帮助。抗组胺药如羟嗪和西替利嗪可用于控制瘙痒。严重者建议使用系统性类固醇。对于其他治疗无反应的慢性皮炎患者，可考虑使用补骨脂素、UVA 疗法、窄谱 UVB、系统性免疫调节药（甲氨蝶呤、环孢素）、靶向生物制剂[1]。局部米诺地尔溶液（由米诺地尔、酒精、丙二醇和纯净水组成）是一种促毛发生长剂，常用于治疗雄激素性脱发。一些局部使用米诺地尔的患者常主诉皮肤瘙痒和头皮鳞屑。这些症状的最常见原因是刺激性接触性皮炎、变应性接触性皮炎或脂溢性皮炎加重。丙二醇是米诺地尔溶液引起变应性接触性皮炎的最常见原因[5]。

　　该患者的鉴别诊断包括银屑病、脂溢性皮炎和头癣。

　　头皮银屑病的特征是红色、肥厚性斑块伴银白色鳞屑，位于发际线内，或者延伸到前额、耳部和后颈部。身体其他部位如膝部、肘部和腰骶区也常受累[6]。

　　头癣是一种主要累及儿童的头皮真菌感染。该病的特点是脱发区域伴有鳞屑、炎症或脓疱[7]。

　　脂溢性皮炎是一种慢性炎症性皮肤病，表现为界限清楚的随着油腻淡黄色鳞屑的红色斑块[8]。最常累及头皮，也可出现在身体其他部位，如面部、胸部、背部、腋窝和腹股沟[8, 9]。脂溢性皮炎的特点是具有季节性，多发生在冬季，在夏季通常减轻[8]。

根据临床表现、毛发镜检查和斑贴试验，该患者被诊断为变应性接触性皮炎。给予患者 0.1% 糠酸莫米松溶液，每日 1 次，皮损消退，并建议患者使用无丙二醇的外用米诺地尔溶液。

关键点

- 无论刺激性还是变应性接触性皮炎，都很少影响头皮区域。
- 变应性接触性皮炎的特点是红斑、丘疹、脱屑和水疱。
- 外用米诺地尔可引起刺激性接触性皮炎、变应性接触性皮炎或脂溢性皮炎加重。
- 丙二醇是米诺地尔溶液引发变应性接触性皮炎的最常见原因。

参 考 文 献

[1] Tan CH, Rasool S, Johnston GA. Contact dermatitis: allergic and irritant. Clin Dermatol. 2014;32(1):116–24.

[2] Litchman G, Nair PA, Atwater AR, Bhutta BS. Contact dermatitis. Treasure Island (FL): StatPearls; 2020.

[3] Koch L, Aberer W. [Allergic contact dermatitis of the scalp]. Der Hautarzt. Zeitschrift fur Dermatologie, Venerologie, und verwandte Gebiete. 2017;68(6):466–71.

[4] Errichetti E. Dermoscopy of inflammatory dermatoses (inflammoscopy): an up-to-date overview. Dermatol Pract Concept. 2019;9(3):169–80.

[5] Friedman ES, Friedman PM, Cohen DE, Washenik K. Allergic contact dermatitis to topical minoxidil solution: etiology and treatment. J Am Acad Dermatol. 2002;46(2):309–12.

[6] Blakely K, Gooderham M. Management of scalp psoriasis: current perspectives. Psoriasis (Auckl). 2016;6:33–40.

[7] Adesiji YO, Omolade FB, Aderibigbe IA, Ogungbe O, Adefioye OA, Adedokun SA, et al. Prevalence of tinea capitis among children in Osogbo, Nigeria, and the associated risk factors. Diseases. 2019;7(1):13.

[8] Clark GW, Pope SM, Jaboori KA. Diagnosis and treatment of seborrheic dermatitis. Am Fam Physician. 2015;91(3):185–90.

[9] Borda LJ, Wikramanayake TC. Seborrheic dermatitis and dandruff: a comprehensive review. J Clin Investig Dermatol. 2015;3(2) https://doi.org/10.13188/2373– 1044.1000019.

病例 23 头皮棕色结节

Marta Sar-Pomian Joanna Czuwara 著
杨淑霞 译

患者女性，70 岁，因头皮无症状性皮损就诊，持续时间不详。

体格检查见头皮顶部有一块 10mm×13mm 的棕红色结节（图 23-1）。皮肤镜下皮损的右侧部分示棕色和灰色融合性污斑，而左侧部分显示为红色背景下的棕色小球（图 23-2）。患者转诊后手术切除皮损。

组织病理学检查显示结节周围有栅栏状基底样细胞，与周围基质有因黏蛋白沉积而出现的收缩间隙。黑色素存在于肿瘤结节和噬黑素细胞中，肿瘤肿块周围有炎症浸润（图 23-3）。

根据病例描述和照片，您的诊断是什么？

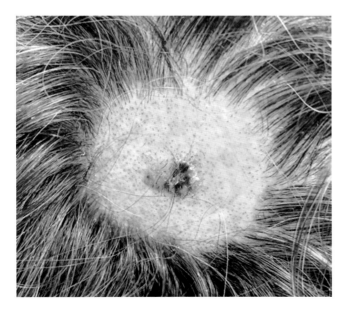

◀ 图 23-1　一名 70 岁女性，头顶部棕红色结节

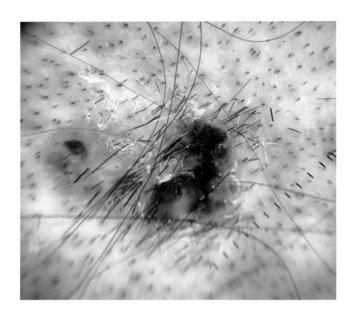

◀ 图 23-2　皮肤镜检查显示皮损的右侧部分可见棕色和灰色的融合性污斑，而皮损左侧部分为红色背景下的棕色小球（10×）

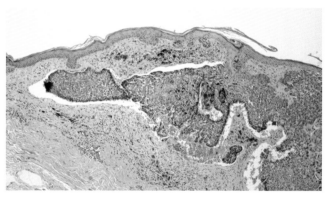

◀ 图 23-3　组织病理学检查显示，结节周围有栅栏状基底样细胞，与周围基质有因黏蛋白沉积而出现的收缩间隙。黑色素存在于肿瘤结节和噬黑素细胞中，肿瘤团块周围有炎症浸润

【鉴别诊断】

1. 黑素瘤。

2. 脂溢性角化病。

3. 黑素细胞痣。

4. 基底细胞癌。

【诊断】

基底细胞癌。

【讨论】

基底细胞癌是一种起源于表皮细胞的皮肤癌[1]。它是白皮肤人群中最常见的恶性肿瘤，占所有皮肤癌的 75%[1]。在基底细胞癌的发病机制中，发现了 "patched/hedgehog" 细胞内信号通路组成性激活的作用。这种恶性肿瘤在 Fitzpatrick 光皮肤分型 I 型和 II 型患者中更为常见。紫外线照射是最重要的环境危险因素。其他危险因素包括高龄、儿童期晒伤、使用日光浴床、慢性免疫抑制药、光敏药物、电离辐射、接触致癌化学物质（特别是砷），以及个人或家族皮肤癌病史[2]。基底细胞癌最常见于成年人，尤其是老年人。该病男性比女性更常见[1]。基底细胞癌表现为微小的，几乎不可见的丘疹，通常生长数年后发展为结节或斑块，有时溃烂[1]。在文献中描述过的基底细胞癌临床病理亚型超过 26 种。几种临床公认的常见基底细胞癌有 5 种类型：浅表型、结节型、硬斑型、溃疡型和色素型[1, 3]。然而，基底细胞癌通常是高度多态的，有时很难划分为一个标准亚型。通常会发生破坏性生长和周围组织的侵袭，但转移率很低[1]。基底细胞癌主要局限于身体的曝光部位，最常见于头颈部（80% 的病例），其次是躯干（15% 的病例）、上肢和下肢[1]。组织病理学检查是诊断基底细胞癌的金标准。皮肤镜也可作为辅助诊断工具[4]。皮肤镜下基底细胞癌的特征性表现包括树枝状血管、浅（短）细毛细血管扩张、蓝灰色卵圆巢、多发蓝灰色小球、清晰的小点、枫叶样区域、轮辐状区域、同心圆结构、溃疡、多发小糜烂、光亮的红白色无结构区和白色条纹[4]。基底细胞癌的关键组织病理学特征是起源于表皮的基底样上皮肿瘤。目前 WHO 分类中根据复发风险划分的基底细胞癌组织病理学亚型如下。①低风险：结节性、浅表性、色素性、漏斗部囊性（一种向附属器分化的基底细胞癌亚型）、纤维上皮性；②高风险：基底鳞状细胞癌、硬化/硬斑性、浸润性[1]。

头皮基底细胞癌占所有基底细胞癌的 2.7%。发生头皮基底细胞癌的危险因素有头皮辐射、紫外线照射与免疫抑制。肿瘤也可能由先前存在的 Jadassohn 皮脂腺痣演变而来。基底细胞癌在男性中更常见，原因可能是与女性相比，男性雄激素性脱发或头发较短的概率更大，从而可能会导致防晒不充分[5]。发生头皮基底细胞癌的平均年龄为 66.9 ± 15.1 岁[5]。头皮基底细胞癌比其他部位的大，这可能是由于血液供应充足及毛发掩盖结节的生长[6]。头皮上发生巨大基底细胞癌较为罕见，其特征是侵袭性的生物学行为伴颅内侵犯[7]。与身体其他部位相比，头皮上的基底细胞癌倾向于呈现更多的色素。在 63% 的头皮基底细胞癌患者中至少可观察到一种黑素细胞模式。在组织病理学检查中，结节性和混合性基底细胞癌是最常见的[5]。

基底细胞癌的一线治疗是彻底手术切除。对于低风险的浅表恶性肿瘤患者，应考虑局部治疗（5% 咪喹莫特、5% 氟尿嘧啶）和破坏性处理（刮除、电灼、冷冻治疗、激光消融、光动力疗法）。Hedgehog 抑制药，如维莫德吉或索立德吉，可以治疗局部晚期和转移性基底细胞癌[1]。

该患者的鉴别诊断包括黑素瘤、脂溢性角化病和黑素细胞痣。

黑素瘤是最致命的一种皮肤癌[8]，最常见于老年人，也可能发生于青年和儿童。典型的皮肤黑素瘤表现为不对称的斑疹或结节，边界不规则，病变内经常出现颜色变化。也可表现为粉红色或红色皮损[8]。

脂溢性角化病是一种最常见的良性皮肤肿瘤，由表皮角质形成细胞的良性克隆性增殖引起。它在中老年人中更为常见。脂溢性角化病更常见于低级别 Fitzpatrick 光皮肤分型的个体。典型的病变具有清晰的边界，呈圆形或椭圆形，隆起并黏附在皮肤上，表面呈疣状、凹凸不平、暗沉或穿凿样。扁平脂溢性角化病通常有光滑的、天鹅绒般的表面，几乎不高于皮肤表面。皮损颜色可从肤色、淡黄色、浅棕色到深棕色、灰色和黑色。脂溢性角化病可表现为单发性皮损，也可为数十甚至数百个皮损[9]。

头皮是部位相关非典型性痣的好发部位，这是一种色素痣的亚型，与黑素瘤具有相同的组织学特征，但为良性。头皮色素痣的临床表现有纯棕色、纯粉红色、环形和同心圆状。色素痣最常见于顶部[10]。

该患者诊断为基底细胞癌。予手术切除。

关键点

- 头皮基底细胞癌占所有基底细胞癌的 **2.7%**。
- 它表现为一个很小的，几不可见的丘疹，通常会经过几年的生长变成结节或斑块，有时溃烂。

参 考 文 献

[1] Peris K, Fargnoli MC, Garbe C, Kaufmann R, Bastholt L, Seguin NB, et al. Diagnosis and treatment of basal cell carcinoma: European consensus-based interdisciplinary guidelines. Eur J Cancer (Oxford, England: 1990). 2019;118:10–34.

[2] Kim DP, Kus KJB, Ruiz E. Basal cell carcinoma review. Hematol Oncol Clin North Am. 2019;33(1):13–24.

[3] Dourmishev LA, Rusinova D, Botev I. Clinical variants, stages, and management of basal cell carcinoma. Indian Dermatol Online J. 2013;4(1):12–7.

[4] Wozniak-Rito A, Zalaudek I, Rudnicka L. Dermoscopy of basal cell carcinoma. Clin Exp Dermatol. 2018;43(3):241–7.

[5] Cho M, Lee J, James CL, Marshman G, Huilgol SC. Scalp basal cell carcinoma: review of 2,202 cases. Dermatol Surg. 2016;42(7):834–41.

[6] Castanheira A, Soares P, Boaventura P. Scalp basal cell carcinoma: a different entity? Dermatol Ther. 2019;32(2):e12828.

[7] Kwon CS, Awar OA, Ripa V, Said G, Rocka S. Basal cell carcinoma of the scalp with destruction and invasion into the calvarium and dura mater: report of 7 cases and review of literature. J Clin Neurosci. 2018;47:190–7.

[8] Kibbi N, Kluger H, Choi JN. Melanoma: clinical presentations. Cancer Treat Res. 2016;167:107–29.

[9] Hafner C, Vogt T. Seborrheic keratosis. J Dtsch Dermatol Ges. 2008;6(8):664–77.

[10] Tcheung WJ, Bellet JS, Prose NS, Cyr DD, Nelson KC. Clinical and dermoscopic features of 88 scalp naevi in 39 children. Br J Dermatol. 2011;165(1):137–43.

病例 24　头皮糜烂，伴周围红斑

Anna Waśkiel-Burnat　Marta Muszel　Małgorzata Olszewska　Lidia Rudnicka　著

赵恒光　译

患者女性，71 岁，因头皮糜烂 2 天就诊于皮肤科。患者曾被诊断为脂溢性角化病，并采用液氮冷冻治疗。冷冻治疗后第 2 天，患者前额和额顶区出现水疱，并自行于皮损处外涂甲紫。既往有高血压和 2 型糖尿病病史。

体格检查见前额和额顶区头皮糜烂，伴周围红斑（图 24-1）。触诊有轻压痛。体温 98.8 °F（37.1℃），脉搏 85 次 / 分，血压 130/80mmHg。

实验室检查示白细胞计数增加（12.5×10^9/L）、C 反应蛋白升高（25mg/dl）。

根据病例描述和照片，您的诊断是什么？

【鉴别诊断】

1. 带状疱疹。

2. 丹毒。

3. 头皮糜烂性脓疱性皮病。

4. 液氮冷冻治疗性蜂窝织炎。

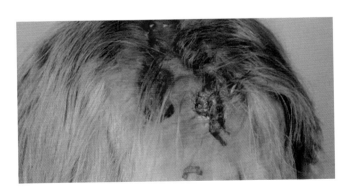

◀ 图 24-1　一名 71 岁女性，前额和额顶区头皮糜烂，伴周围红斑

【诊断】

液氮冷冻治疗性蜂窝织炎。

【讨论】

冷冻疗法是一种常用的治疗多种皮肤病的技术，如脂溢性皮炎和光化性角化病[1]。冷冻疗法使用制冷剂，通常是液氮，将目标组织冷却到 0℃以下，并通过以下两种机制诱导组织损伤：第一种机制是通过损伤血管和毛细血管诱导组织缺血；第二种机制通过形成冰晶，诱导渗透性细胞损伤和细胞膜破坏以破坏细胞[2]。使用液氮有几种不同的技术。最常见的是开放式技术，即将液氮直接喷洒到目标皮损上。半开放式技术是用一个锥体或平板覆盖，引导液氮直接到达治疗区域，从而实现更具针对性的治疗。闭合/接触技术是使用一根冷却的探针将液氮直接作用于皮肤[2]。冷冻疗法通常耐受良好[1]。冷冻皮肤表面会引起疼痛、红斑和水肿，也可能出现水疱、结痂和色素减退。这些不良反应在大多数情况下是轻微的，并在 1～2 周消退。在头皮或其他有毛发的区域，由于低温引起的毛囊隆突部细胞破坏可能导致脱发甚至永久性脱发[1]。

蜂窝织炎是一种急性的真皮和皮下组织的感染性炎症，是冷冻疗法的一种罕见但严重的并发症，它可能导致患者损伤严重[1]。蜂窝织炎由乙型溶血性链球菌引起，一般是 A 组链球菌（即化脓性链球菌），或者是甲氧西林敏感的金黄色葡萄球菌[3]。蜂窝织炎的危险因素包括皮肤屏障破坏，如外伤或溃疡。液氮的低温会引发作用区域的全部皮肤细胞凋亡，使这一区域容易受到感染[1]。蜂窝织炎通常表现为边界不清的热红斑区域，伴水肿和压痛。可能出现乏力、疲劳和发热。蜂窝织炎的诊断主要依靠临床表现。治疗包括系统性抗生素，如青霉素、头孢菌素、克林霉素、磺胺甲噁唑/甲氧苄啶、多西环素、万古霉素[3]。

该患者的鉴别诊断包括带状疱疹、丹毒、头皮糜烂性脓疱性皮病。

带状疱疹是潜伏的水痘–带状疱疹病毒再激活的结果。该病最常见于老年人。表现为红斑基础上的水疱性皮损，单侧分布，不越过中线，也可以出现结痂。最常见的部位是肋间神经和三叉神经的眼支[4]。

头皮糜烂性脓疱性皮病是一种罕见的炎症性疾病，多见于老年患者。临床表现为反复发作的脓疱、炎性糜烂、灰色、黄色或黄褐色结痂，可导致瘢痕性脱发。不伴发热[5]。

丹毒被认为是蜂窝织炎的一种。它是一种影响真皮上部和浅表淋巴系统的更浅表的感染。该病是由 A 组链球菌（化脓性链球菌）引起。蜂窝织炎往往表现为轻度、片状红斑（粉红色），边界不清。与蜂窝织炎相反，丹毒的特征是鲜红色的红斑，受累皮肤升高，边界清晰[3]。

该患者诊断为液氮冷冻治疗性蜂窝织炎。给予静脉滴注头孢呋辛（1.5g，每日 3 次），连续 14 天治疗。皮肤病变完全消退，毛发再生。

关键点

- 蜂窝织炎是一种可影响头皮区域的真皮和皮下组织的急性感染性炎症。
- 典型表现为界限不清的热的红斑区域，伴水肿和触压痛。
- 液氮冷冻疗法可能引起蜂窝织炎。

参考文献

[1] Huang CM, Lu EY, Kirchhof MG. Cellulitis secondary to liquid nitrogen cryotherapy: case report and literature review. J Cutan Med Surg. 2017;21(4):334–8.

[2] Prohaska J, Jan AH. Cryotherapy. Treasure Island (FL): StatPearls; 2020.

[3] Brown BD, Hood Watson KL. Cellulitis. Treasure Island (FL): StatPearls; 2020.

[4] Schmader K. Herpes zoster. Ann Int Med. 2018;169(3):Itc19–itc31.

[5] Starace M, Alessandrini A, Baraldi C, Piraccini BM. Erosive pustular dermatosis of the scalp: challenges and solutions. Clin Cosmet Investig Dermatol. 2019;12:691–8.

病例 25 头皮进行性多发小水疱

Anna Pasierb Joanna Misiewicz-Wroniak Joanna Czuwara 著
杨淑霞 译

患者女性，71 岁，头皮多发无症状的水疱和大疱 13 年。患者未诉任何不适。最初疑诊为寻常型天疱疮，但根据组织病理学和免疫荧光检查排除了该诊断。由于怀疑恶性肿瘤，笔者团队进行了多次钻孔活检和手术切除及皮肤移植。每次手术创伤都会引起新的水疱形成和疾病进展。组织病理学检查显示为汗管瘤、毛发上皮瘤、汗腺腺瘤、基底细胞癌和血管瘤的特点。

体格检查可见额顶部和顶后瘢痕性脱发区。周围可见多发小水疱，有融合成大疱的趋势（图 25-1）。此外，在右额部可见红色斑块，伴糜烂和树枝状血管（图 25-2）。毛发镜检查显示，在脱发区周围有多个由白色间隔分割成的边界清楚的淡黄色间隙（图 25-3）。此外，在额部观察到糜烂和树枝状血管。

水疱性皮损的组织病理学检查显示真皮上部密集排列的不规则薄壁管腔和单层内皮细胞。管腔被胶原束分割，腔内是空的或含有淋巴液（图 25-4）。红色斑块的组织病理学显示由嗜碱性细胞簇隔开的宽而不规则的血管管道，并形成囊肿。

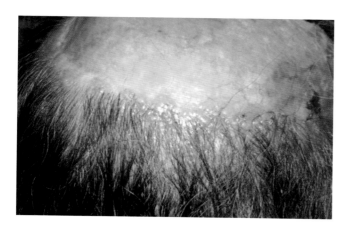

◀ 图 25-1 一名 71 岁女性，在额顶部和顶后区域有瘢痕性脱发。周围可见多个小水疱，有融合成大疱的趋势

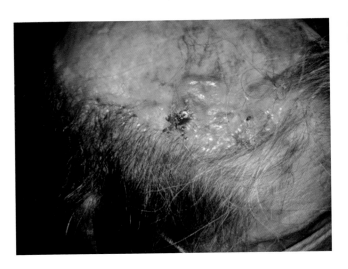

◀ 图 25-2　红色斑块伴糜烂和树枝状血管

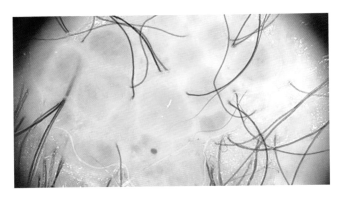

◀ 图 25-3　毛发镜显示由白色间隔分割的多个淡黄色间隙（20×）

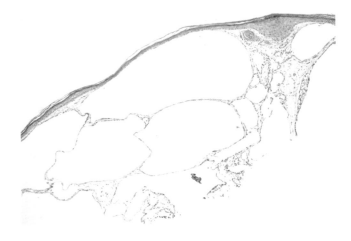

◀ 图 25-4　水疱性病变的组织病理学检查显示表皮和真皮胶原束之间充满薄壁、锯齿状、不规则和缺乏红细胞的管腔

根据病例描述和照片，您的诊断是什么？

【鉴别诊断】

1. 基底细胞癌。
2. 淋巴管瘤。
3. 大疱性类天疱疮。
4. 线状 IgA 大疱性皮病。

【诊断】

淋巴管瘤伴基底细胞癌。

【讨论】

淋巴管瘤是一种错构瘤，先天性或获得性淋巴管畸形，可累及皮肤和皮下组织[1]。先天性淋巴管瘤的形成是由于胎儿发育期间淋巴系统阻塞，但原因尚不清楚。这种皮损通常在 5 岁前出现。获得性淋巴管瘤的发生与慢性淋巴水肿有关，慢性淋巴水肿可导致正常的淋巴管破裂[1, 2]。获得性淋巴管瘤常见于成年人，通常出现在手术、创伤、感染、恶性肿瘤或放射治疗后[2]，也有自发出现的报道。临床上，淋巴管瘤的特征是位于暗粉色至紫色皮肤上的半透明或出血性水疱，形似蛙卵。皮损可以是小而界限清楚的畸形到大而弥漫的边界不清的畸形[1]。病变可发生在任何皮肤表面或黏膜。头颈部、肢体近端、臀部和躯干是最常见的受累部位。肠、胰腺和肠系膜也可受累。淋巴管瘤可伴有瘙痒、疼痛、灼烧感和淋巴渗液[3]。文献中有罕见的鳞状细胞癌、疣状黄瘤和淋巴管肉瘤发生在淋巴管瘤内的报道。在大多数情况下，根据病史和临床表现可做出临床诊断。皮肤镜及组织病理学检查可证实诊断。影像学检查可以评估病变的深度和范围[1, 2]。在皮肤镜下，淋巴管瘤表现为两种形式：被淡色隔膜包围的黄色间隙，不含血液；黄色至粉红色间隙与暗红色或浅蓝色间隙交替出现，表示含有血液[2, 3]。组织病理学显示扩张的淋巴管通常位于真皮浅层，但也可延伸到网状真皮或皮下组织内。任何类型的淋巴管瘤的治疗选择都是手术切除。据报道，二氧化碳激光、长脉冲 Nd:YAG 激光和电外科的破坏性治疗是有效的。其他治疗选择包括冷冻疗法、浅表放疗和硬化疗法[1-3]。

该患者的鉴别诊断为基底细胞癌、大疱性类天疱疮和线状 IgA 大疱性皮病。

基底细胞癌是最常见的皮肤恶性肿瘤。该病的发病率随着年龄的增长而增加。基底细胞癌表现为微小的，几乎不可见的丘疹，生长成结节或斑块，有时溃烂。病变最常见于面部、头皮或颈部[4]。

大疱性类天疱疮是一种自身免疫性大疱性疾病，主要累及老年人，通常超过 70 岁。表现为在正常皮肤或红斑和水肿背景上的瘙痒性、紧张性水疱[5]。

线状 IgA 大疱性皮病是一种相对罕见的表皮下水疱大疱性疾病，在成人和儿童中都有发生。在儿童中，可观察到环状或多环状斑块和丘疹，围绕其边缘出现水疱，主要在口周、眼周、下腹、臀部、生殖器、腕部和踝部。相反，成人发病表现为躯干、头部和四肢的皮损[6]。

根据该患者的临床表现、皮肤镜和组织病理学检查，诊断为获得性淋巴管瘤合并基底细胞癌。基底细胞癌建议手术切除。术后计划行淋巴管瘤浅表放射治疗。

关键点

- 淋巴管瘤是一种罕见的良性淋巴系统畸形，可累及头皮区域。
- 淋巴管瘤表现为半透明或出血性簇状水疱，类似位于暗粉色至紫色皮肤上的蛙卵。
- 基底细胞癌、鳞状细胞癌、疣状黄瘤及淋巴管肉瘤可发生在淋巴管瘤内。

参考文献

[1] Patel GA, Schwartz RA. Cutaneous lymphangioma circumscriptum: frog spawn on the skin. Int J Dermatol. 2009;48(12):1290–5.

[2] Jha AK, Lallas A, Sonthalia S. Dermoscopy of cutaneous lymphangioma circumscriptum. Dermatol Pract Concept. 2017;7(2):37–8.

[3] Massa AF, Menezes N, Baptista A, Moreira AI, Ferreira EO. Cutaneous Lymphangioma circumscriptum–dermoscopic features. An Bras Dermatol. 2015;90(2):262–4.

[4] Marzuka AG, Book SE. Basal cell carcinoma: pathogenesis, epidemiology, clinical features, diagnosis, histopathology, and management. Yale J Biol Med. 2015;88(2):167–79.

[5] Miyamoto D, Santi CG, Aoki V, Maruta CW. Bullous pemphigoid. Anais brasileiros de Dermatol. 2019;94(2):133–46.

[6] Lammer J, Hein R, Roenneberg S, Biedermann T, Volz T. Drug-induced linear IgA bullous dermatosis: a case report and review of the literature. Acta Derm Venereol. 2019;99(6):508–15.

病例 26　头皮糜烂、结痂

Marta Kurzeja　　Marta Sar-Pomian　　Małgorzata Olszewka　　Lidia Rudnicka　　著
宋秀祖　译

　　患者男性，72岁，因头皮出现糜烂、结痂，躯干和四肢出现紧张性水疱和大疱6周就诊于皮肤科门诊。患者既往有高血压病史和高脂血症病史，否认其他皮肤病史。

　　体格检查显示额顶和头顶有多处糜烂，表面覆盖血痂和淡黄色结痂（图26-1），躯干和四肢可见荨麻疹样皮疹及红斑基础上的水疱、大疱及糜烂，黏膜未见皮损。毛发镜检查可见渗液和黄色鳞屑（图26-2）。

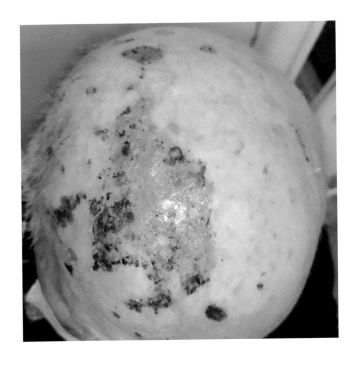

◀ 图26-1　一名72岁男性，头皮糜烂结痂，累及额顶和头顶

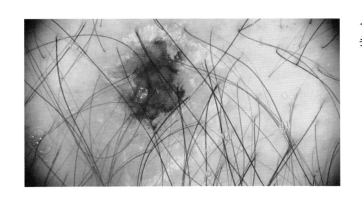

◀ 图 26-2　皮肤镜检查显示头皮渗液和黄色结痂（20×）

常规实验室检查未见任何异常。皮损周围皮肤的直接免疫荧光试验显示基底膜带有线状 IgG 和补体 C_3 沉积。组织病理学检查显示表皮下水疱，其中含有纤维蛋白和大量嗜酸性粒细胞。间接免疫荧光显示存在针对皮肤基底膜成分的 IgG 循环自身抗体（滴度为 1∶160）。

根据病例描述和照片，您的诊断是什么？

【鉴别诊断】

1. 落叶型天疱疮。
2. 线状 IgA 大疱性皮病。
3. 头皮糜烂性脓疱性皮病。
4. 大疱性类天疱疮。

【诊断】

大疱性类天疱疮。

【讨论】

大疱性类天疱疮（bullous pemphigoid，BP）是最常见的自身免疫性表皮下大疱性疾病。该病的特点是存在针对半桥粒结构的组织相关抗体和循环自身抗体 BP230（BPAg1）和 BP180（BPAg2）[1]。该病最好发于 80 岁以上的老年人，发病无性别差异。临床表现呈多样性，典型皮损是在外观正常皮肤或红斑上出现张力性水疱。在疾病初期皮损形态表现多形性，包括湿疹性丘疹或荨麻疹样皮疹。常伴有剧烈瘙痒，多发于躯干和四肢，头皮部位很少累及[1, 2]。BP常并发于各种神经系统疾病，如帕金森病或痴呆症[1-3]。迄今与恶性肿瘤的关系尚未得到确证。BP诊断以免疫荧光试验为基础，组织病理学检查也有诊断意义。皮损周围皮肤直接免疫荧光试验显示沿真表皮交界处有一条线状IgG沉积带和（或）补体C_3沉积。在间接免疫荧光试验中，60%～80%的患者可检测到循环中抗基底膜带IgG抗体，自身抗体通常与基底膜的表皮侧结合。BP最典型的组织病理学特征是表皮下水疱，伴有嗜酸性粒细胞和单核细胞浸润。BP的一线疗法包括局部强效皮质类固醇激素[4]。烟酰胺和四环素或多西环素联合使用也是一种治疗方法。病情严重者建议口服泼尼松联合免疫抑制药，如硫唑嘌呤、霉酚酸酯或甲氨蝶呤[4, 5]。

该患者的鉴别诊断包括落叶型天疱疮，头皮糜烂性脓疱性皮病，线状IgA大疱性皮病。

落叶型天疱疮是天疱疮的第2亚型。该病表现为糜烂，伴周围红斑，愈合后结痂和脱屑，很少观察到松弛的水疱，黏膜常不受累[6]。

头皮糜烂性脓疱性皮病是一种罕见的炎症性皮肤病，主要好发于老年患者。临床表现为反复发作的脓疱、炎性糜烂和灰色、黄色或黄褐色结痂，导致瘢痕性脱发。皮损局限于头皮区域[7]。

线状IgA大疱性皮病是一种比较罕见的表皮下水疱大疱性皮肤病，成人和儿童均可发病[8]。儿童发病的特点是出现环状或多环状斑块和丘疹，边缘有水疱，主要发生在口眼周围、下腹部、大腿、臀部、生殖器、腕部和踝部等部位。而成人的皮损好发于躯干、头部和四肢[8]。

根据临床表现、免疫荧光试验和组织病理学检查，该患者诊断为大疱性类天疱疮。予以口服多西环素和烟酰胺，外用0.05%丙酸氯倍他索乳膏治疗，皮损消退。

关键点

- 大疱性类天疱疮是最常见的自身免疫性大疱性疾病，可累及头皮部位。
- 临床特征是在外观正常皮肤或红斑上出现张力性水疱，早期可表现为湿疹性丘疹或荨麻疹样皮疹。

参 考 文 献

[1] Bernard P, Antonicelli F. Bullous pemphigoid: a review of its diagnosis, associations and treatment. Am J Clin Dermatol. 2017;18(4):513–28.

[2] Miyamoto D, Santi CG, Aoki V, Maruta CW. Bullous pemphigoid. An Bras Dermatol. 2019;94(2): 133–46.

[3] Bağcı IS, Horváth ON, Ruzicka T, Sárdy M. Bullous pemphigoid. Autoimmun Rev. 2017;16(5): 445–55.

[4] Fontaine J, Joly P, Roujeau JC. Treatment of bullous pemphigoid. J Dermatol. 2003;30(2):83–90.

[5] Feliciani C, Joly P, Jonkman MF, Zambruno G, Zillikens D, Ioannides D, Kowalewski C, Jedlickova H, Kárpáti S, Marinovic B, Mimouni D, Uzun S, Yayli S, Hertl M, Borradori L. Management of bullous pemphigoid: the European Dermatology Forum consensus in collaboration with the European Academy of Dermatology and Venereology. Br J Dermatol. 2015;172(4):867–77.

[6] Kridin K. Pemphigus group: overview, epidemiology, mortality, and comorbidities. Immunol Res. 2018;66(2):255–70.

[7] Karanfilian KM, Wassef C. Erosive pustular dermatosis of the scalp: causes and treatments. Int J Dermatol. 2021;60(1):25–32.

[8] Lammer J, Hein R, Roenneberg S, Biedermann T, Volz T. Drug-induced linear IgA bullous dermatosis: a case report and review of the literature. Acta Derm Venereol. 2019;99(6):508–15.

病例 27　头皮红斑伴手部和臀部肌肉无力

Barbara Borkowska　著

路永红　译

患者女性，72岁，因红斑性皮肤病变1年，双侧手臂及臀部肌肉无力就诊于皮肤科。最初的皮肤病变出现在前额和头皮，然后扩散到躯干、上肢和下肢。患者还主诉对紫外线辐射过敏。患者曾接受外用皮质类固醇和口服多西环素治疗，无临床改善。患者报告2003年曾患左侧乳腺癌，采用保守治疗。

体格检查显示头皮中度红斑和黄色鳞屑（图27-1和图27-2）。此外，大腿侧面、臀部和手指关节上可见播散性红斑和丘疹性皮肤病变。指（趾）甲褶皱红斑和中度红斑伴眼睑肿胀也可见。毛发镜检查可见毛细血管扩张和弥漫性淡黄色鳞屑区（图27-3）。甲襞毛细血管镜检查显示毛细血管扩张。

实验室检查结果显示红细胞沉降率加快，以及转氨酶、肌酸激酶、心肌同工酶磷酸肌酸激酶、乳酸脱氢酶和肌红蛋白水平升高。间接免疫荧光试验显示ANA抗体的比例为1:160。在免疫印迹中，TIF1-γ抗体呈阳性。

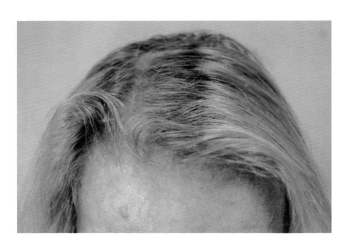

◀ 图 27-1　一名72岁女性，头皮红斑延伸至前额

根据病例描述和照片，您的诊断是什么？

【鉴别诊断】

1. 皮肌炎。
2. 系统性红斑狼疮。
3. 系统性硬化病。
4. 旋毛虫病。

【诊断】

皮肌炎。

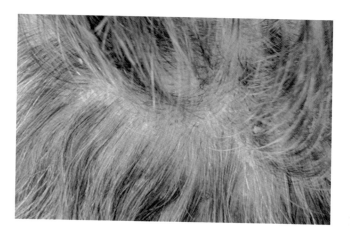

◀ 图 27-2　头皮红斑和淡黄色鳞屑

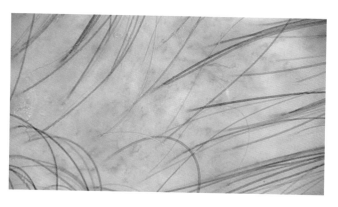

◀ 图 27-3　毛发镜显示毛细血管扩张（**70×**）

【讨论】

皮肌炎是一种自身免疫性疾病，表现为皮肤改变、骨骼肌无力，以及不同内脏器官（如肺、食管、关节和血管）受累[1]。在皮肌炎的发病机制中有一系列因素起作用，如遗传、环境、免疫和非免疫介导的反应。该疾病与恶性肿瘤之间存在强相关性。皮肌炎的发病率估计为（2～9）/100 万人[2]。该疾病可影响成人和儿童，女性发病率比男性高 2～3 倍。30%～40% 的成人皮肌炎和 95% 的青少年皮肌炎病例出现皮肤病变[1]。皮肌炎特征性皮肤改变包括 Gothron 征和 Gothron 丘疹、向阳性皮疹、披肩征、V 征、甲襞改变、皮肤角化病和 Holster 征。成人皮肌炎中头皮受累的比例高达 82%，女性更常见。表现为银屑病样皮炎、非瘢痕性脱发、斑点状紫红色红斑、鳞屑、色素改变、毛细血管扩张和头皮皮肤异色症。通常会出现瘙痒和烧灼感[2]。肌无力对称性地影响近端肌肉，可在皮肤损伤之前、之后或同时发生[1]。对疑似皮肌炎患者的评估必须包括全身皮肤检查、客观肌力检查和实验室检查（磷酸肌酸激酶、乳酸脱氢酶、谷草转氨酶、醛缩酶和自身抗体检测）。典型的自身抗体是抗 Mi2 和抗 Jo1。TIF1-γ 抗体更可能是癌症相关的皮肌炎。在不明确的病例中，皮肤活检、肌肉活检或肌肉成像可能有助于明确诊断。甲襞毛细血管镜检和毛发镜检查表现类似，均有助于皮肌炎的诊断。甲襞毛细血管镜检查显示毛细血管扩张、出血和毛细血管缺失。毛发镜检查可见毛细血管扩张、毛周管型、簇状和毛囊间鳞屑[1, 2]。皮肌炎的治疗包括防晒、外用皮质类固醇和（或）钙调磷酸酶抑制药，以及系统性治疗。系统性皮质类固醇是皮肌炎的一线治疗。通常推荐使用减少激素用量的免疫抑制药，包括甲氨蝶呤、硫唑嘌呤、环孢素、吗替麦考酚酯和环磷酰胺[2]。

该患者的鉴别诊断保留系统性红斑狼疮、系统性硬化病和旋毛虫病。

系统性红斑狼疮是一种慢性自身免疫性疾病，特征为出现皮肤病变和内脏器官（如肾脏、浆膜、神经系统和关节）受累。此外，经常观察到血液学异常。皮肤病变包括急性、亚急性皮肤或盘状狼疮、口腔溃疡和非瘢痕脱发。肌无力少见。系统性红斑狼疮的特征性抗核抗体为抗双链 DNA 抗体、抗 Sm 抗体和抗磷脂抗体[3]。

系统性硬化病是一种免疫介导的疾病，特征为皮肤和内脏器官纤维化及血管病变。系统性硬化病的皮肤病变包括雷诺现象、手指皮肤增厚（手指浮肿或指硬皮病）、指尖溃疡和瘢痕、毛细血管扩张和甲襞毛细血管异常[4]。肺、肾、心脏、食管及骨关节系统均可受累。系统性硬化病相关自身抗体为抗拓扑异构酶 1（Scl-70）、抗着丝点（ACA）和抗 RNA 聚合酶Ⅲ（RNAP-3）[4]。

　　旋毛虫病是一种寄生性人畜共患病，可通过吃生或半熟肉而感染。旋毛虫幼虫通过宿主的淋巴和血管移行到骨骼肌，引起严重的肌肉疼痛和肌酶升高。可观察到眶周和面部水肿。此外，还报道了头痛、发热、寒战、腹泻、恶心、疲乏或呕吐等临床表现。白细胞计数增加伴嗜酸性粒细胞增多[5]。

　　根据患者的临床表现和实验室检查结果，确诊为皮肌炎。患者接受口服泼尼松（50mg/d）和皮下甲氨蝶呤注射（10 毫克 / 周）治疗。皮损消退，肌无力减轻，肌酶活性降低。建议肿瘤科会诊。

关键点

- 皮肌炎成人患者中头皮受累的比例高达 82%。
- 表现为银屑病样皮炎、非瘢痕性脱发、斑点状紫红色红斑、鳞屑、色素改变、毛细血管扩张和头皮皮肤异色病，同时存在瘙痒或灼热感。

参考文献

[1] Bogdanov I, Kazandjieva J, Darlenski R, Tsankov N. Dermatomyositis: current concepts. Clin Dermatol. 2018;36(4):450–8.

[2] Jasso-Olivares JC, Tosti A, Miteva M, Domínguez-Cherit J, Díaz-González JM. Clinical and dermoscopic features of the scalp in 31 patients with dermatomyositis. Skin Appendage Disord. 2017;3(3):119–24.

[3] Aringer M, Leuchten N, Johnson SR. New criteria for lupus. Curr Rheumatol Rep. 2020;22(6):18.

[4] Krasowska D, Rudnicka L, Dańczak-Pazdrowska A, Chodorowska G, Woźniacka A, Lis- Święty A, Czuwara J, Maj J, Majewski S, Sysa-Jędrzejowska A, Wojas-Pelc A. Systemic sclerosis – diagnostic and therapeutic recommendations of the Polish Dermatological Society. Part 1: diagnosis and monitoring. Dermatol Rev. 2017;104:483–98.

[5] Shimoni Z, Froom P. Uncertainties in diagnosis, treatment and prevention of trichinellosis. Expert Rev Anti-Infect Ther. 2015;13(10):1279–88.

病例 28 单侧头皮水疱样皮损

Sylwia Chrostowska 著

江蕾微 王有余 译

患者女性，75岁，因左侧头皮和前额出现簇集性水疱群数天就诊于急诊室。患者自诉身体乏力，单侧面部疼痛、头痛及皮肤感觉异常。

体格检查示皮损单侧分布，局限于单个皮区。左侧前额和左侧颞部头皮可见水疱和结痂，周围见红斑。触诊压痛，伴瘙痒和烧灼感加剧（图28-1）。

患者体温 98.6 °F（37℃），脉搏 75 次/分，血压 115/73mmHg。估计肾小球滤过率 60ml/（min·m²）。其他实验室检查包括全血细胞计数、红细胞沉降率、C反应蛋白、电解质和肝转氨酶均正常。

根据病例描述和照片，您的诊断是什么？

【鉴别诊断】

1. 外伤性疱疹。

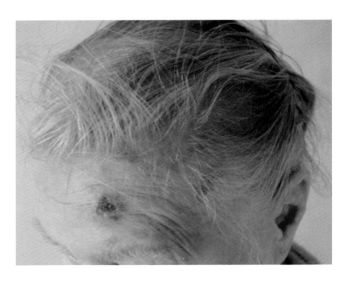

◀ 图 28-1 一名 75 岁女性，左侧头皮和前额疼痛性皮损。可见伴周围红斑的水疱和结痂

2. 接触性皮炎。

3. 带状疱疹。

4. 基底细胞癌。

【诊断】

带状疱疹。

【讨论】

水痘和带状疱疹由水痘 – 带状疱疹病毒（varicella-zoster virus，VZV）引起。水痘是一种常见的儿童疾病，其特征为发热、病毒血症和皮肤散在的水疱样病损。初次感染后，病毒潜伏于神经中，包括脑神经节、背根神经节及自主神经节。带状疱疹是由于潜伏的 VZV 再次激活所致，好发于老年人。其表现为疼痛性水疱性皮损，且皮损多发生在身体的一侧，一般不超过正中线[1]，可见结痂。该病最常发于胸神经区和三叉神经眼支区，可能导致眼部受累（角膜炎、角膜瘢痕及失明）。带状疱疹主要的并发症为带状疱疹后遗神经痛，定义为皮损消退后持续 90 天以上的疼痛[2]。带状疱疹根据临床表现即可诊断。很少进行聚合酶链反应、直接荧光抗原检测或病毒培养[3]。所有的带状疱疹患者都应考虑应用抗病毒药物（阿昔洛韦、泛昔洛韦及伐昔洛韦），特别是年龄大于 50 岁的患者、伴中重度疼痛或皮损的患者，以及累及非躯干皮节的患者[2]。

该患者的鉴别诊断包括外伤性疱疹、接触性皮炎及基底细胞癌。

外伤性疱疹是由 1 型单纯疱疹病毒引起的一种皮肤感染。该病通过直接的皮肤接触传播，因而更好发于与患者密切接触的个体[4]。临床上，外伤性疱疹的特征为一簇或多簇透明的、充满液体的水疱，伴周围红斑。身体的每个部位都可能受累，可能出现疼痛[4]。皮损可多发，且不限于一个皮区。少见发热和淋巴结肿大[4]。

接触性皮炎是一种炎性湿疹性皮肤病。因头皮区域表皮较厚，接触性皮炎较少累及头皮区域。即使头皮接触到刺激物或过敏原，症状也常出现在面部或颈部。临床上，接触性皮炎表现为伴瘙痒的鳞屑性红斑[5]。若急性发病，可能会出现水疱或脓疱[5]。

基底细胞癌是最常见的皮肤恶性肿瘤。该病的发病率随年龄的增长而增加。基底细胞癌临床表现为难以觉察的微小丘疹，逐步生长为结节或斑块，有时表面可有溃疡。最常累及面部、头皮和颈部[6]。

根据临床表现，该患者确诊为三叉神经眼支（V_1）带状疱疹。予患者阿昔洛韦 500mg 静脉注射，每日 3 次，连续 10 天，并口服对乙酰氨基酚减轻疼痛。患者病损完全消退。

关键点

- 带状疱疹由皮肤病毒感染引起，可累及头皮区域。
- 其特征为单侧皮肤上的疼痛性水疱和结痂，周围有红斑。

参考文献

[1] Gershon AA, Breuer J, Cohen JI, Cohrs RJ, Gershon MD, Gilden D, et al. Varicella zoster virus infection. Nat Rev Dis Primers. 2015;1:15016.

[2] Saguil A, Kane S, Mercado M, Lauters R. Herpes zoster and postherpetic neuralgia: prevention and management. Am Fam Physician. 2017;96(10):656–63.

[3] Schmader K. Herpes zoster. Ann Int Med. 2018;169(3):Itc19–itc31.

[4] Johnson R. Herpes gladiatorum and other skin diseases. Clin Sports Med. 2004;23(3):473–84. x

[5] Rozas-Muñoz E, Gamé D, Serra-Baldrich E. Allergic contact dermatitis by anatomical regions: diagnostic clues. Actas Dermosifiliogr. 2018;109(6):485–507.

[6] Marzuka AG, Book SE. Basal cell carcinoma: pathogenesis, epidemiology, clinical features, diagnosis, histopathology, and management. Yale J Biol Med. 2015;88(2):167–79.

病例 29　头皮色素性皮损

Joanna Czuwara　Anna Waśkiel-Burnat　著
王培光　译

　　患者男性，79 岁，头皮后部单发性褐色皮损 4 年。皮损最初被患者家人发现。患者发现皮损颜色发生变化，并缓慢增大，因此就诊于皮肤科。否认皮肤癌个人史或家族史。

　　体格检查示枕部一块 1.2cm×1.3cm 的淡灰褐色皮损（图 29-1）。此外，额颞部和头顶部可见非瘢痕性脱发。皮肤镜显示毛囊开口色素沉着、褐色小球和白色—淡蓝色无结构区域（图 29-2）。从最可疑病变部位进行诊断性活检。

　　组织病理检查显示基底层黑素细胞融合性增生，细胞核不规则、深染，色素合成不均一；有异型黑素细胞早期表皮内迁移，称为 Paget 样扩散；异型黑素细胞也迁移到毛囊上皮的边缘。表皮变平和萎缩。真皮浅层出现日光性弹力纤维变性和噬色素细胞（图 29-3）。

　　根据病例描述和照片，您的诊断是什么？

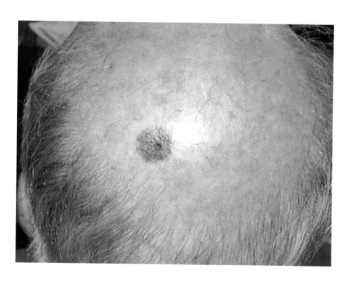

◀ 图 29-1　一名 79 岁男性，头皮枕部淡灰褐色皮损

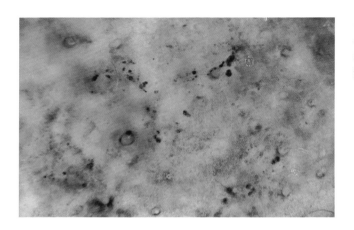

◀ 图 29-2　皮肤镜检查显示毛囊开口色素沉着、褐色小球和散在于空毛囊之间的白色－淡蓝色无结构区域（70×）

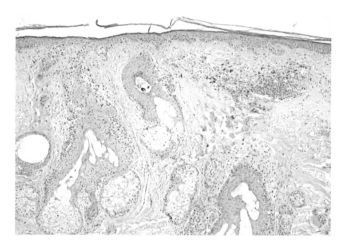

◀ 图 29-3　头皮色素性皮损组织病理显示，基层黑素细胞融合性增生，细胞核不规则，深染，黑素合成不均一。异型黑素细胞表皮内迁移，侵入毛囊上皮。真皮浅层表现为日光性弹力纤维变性和噬色素细胞（HE 染色，100×）

【鉴别诊断】

1. 日光性黑子。

2. 恶性雀斑样痣。

3. 脂溢性角化病。

4. 扁平苔藓样角化病。

【诊断】

恶性雀斑样痣。

【讨论】

恶性雀斑样痣为原位黑素瘤的一种类型[1]，占所有原位黑素瘤的 79%～83%。恶性雀斑样痣进展为恶性雀斑样痣型黑素瘤一生的风险是 5%～50%，且随着时间推移而增加。恶性雀斑样痣好发年龄为 65—80 岁。然而，也有报道发生于 20—30 岁患者。根据文献报道，高达 10% 的恶性雀斑样痣患者年龄小于 40 岁[2]。与女性相比，男性更易发病[1]。临床上，恶性雀斑样痣表现为不对称性斑疹，向四周缓慢发展，边缘逐渐不规则。皮损通常有不同的色素沉着，呈棕褐色至黑色，但通常出现网状黑色素沉着[3]。恶性雀斑样痣主要累及慢性日光损伤的皮肤，最常见于头颈部[1]。组织病理学检查是恶性雀斑样痣诊断的金标准。皮肤镜检查有助于建立初步诊断和选择活检部位。恶性雀斑样痣的特征性皮肤镜表现包括毛囊开口色素沉着、环状—颗粒状模式、色素性似菱形结构、黑斑和毛囊闭塞[4]。组织病理学特征是在真表皮交界处单个黑素细胞单位为主的增生。然而，也可见到黑素细胞巢。常见黑素细胞侵犯到毛囊浅层[1]。临床切缘为 5～10mm 的完整切除是恶性雀斑样痣首选的治疗方法。当不能进行外科手术或已经完成最佳手术时，推荐外用 5% 咪喹莫特乳膏作为恶性雀斑样痣的二线治疗。放疗也可用于非手术的患者[1]。

恶性雀斑样痣应与日光性黑子、脂溢性角化病和扁平苔藓样角化病进行鉴别。

日光性黑子表现为位于日光暴露部位皮肤的不规则褐色或棕褐色斑疹，如面部和手背，可能出现单发或多发性皮损。日光性黑子主要见于高龄、肤色浅和既往有过度日光暴露的个体[5]。

典型的脂溢性角化病皮损表现为边界清楚的圆形或椭圆形隆起性固定性斑块，表面疣状、无光泽、粗糙或凿除状。皮损颜色可为肤色、淡黄色、淡褐色至深褐色、灰色和黑色。皮损可为单发或多发。脂溢性角化病最常见于中年和老年患者，也可见于年轻人。胸、背、头皮（主要在颞部）和颈部最常受累[6]。

扁平苔藓样角化病，也称为良性苔藓样角化病或单发性扁平苔藓，是一种常见的良性皮损。一般发生于 30—80 岁浅肤色的患者。女性更为常见。扁平苔藓样角化病通常表现为快速发展的单个皮损，直径为 5～20mm。皮损为丘疹或斑块，表面光滑或疣状。颜色可为粉红色至紫红色或棕褐色至棕色。上肢、面部和胸部最常受累[7]。

根据临床、皮肤镜和组织病理学检查结果，该患者诊断为恶性雀斑样痣。手术切除皮损，边缘 5mm，与初步诊断相符合。

关键点

- 恶性雀斑样痣是原位黑素瘤的一种类型，常见于头皮部位。
- 恶性雀斑样痣表现为不对称性斑疹，缓慢向周围扩展，边缘逐渐变得不规则。
- 皮损有不同的色素沉着，呈棕褐色至黑色。

参考文献

[1] Iznardo H, Garcia-Melendo C, Yélamos O. Lentigo maligna: clinical presentation and appropriate management. Clin Cosmet Investig Dermatol. 2020;13:837–55.

[2] Samaniego E, Redondo P. Lentigo maligna. Actas Dermosifiliogr. 2013;104(9):757–75.

[3] Kallini JR, Jain SK, Khachemoune A. Lentigo maligna: review of salient characteristics and management. Am J Clin Dermatol. 2013;14(6):473–80.

[4] Schiffner R, Schiffner-Rohe J, Vogt T, Landthaler M, Wlotzke U, Cognetta AB, et al. Improvement of early recognition of lentigo maligna using dermatoscopy. J Am Acad Dermatol. 2000;42(1 Pt 1):25–32.

[5] Byrom L, Barksdale S, Weedon D, Muir J. Unstable solar lentigo: a defined separate entity. Australas J Dermatol. 2016;57(3):229–34.

[6] Hafner C, Vogt T. Seborrheic keratosis. J Dtsch Dermatol Ges. 2008;6(8):664–77.

[7] Nagrani N, Jaimes N, Oliviero MC, Rabinovitz HS. Lichen planus-like keratosis: clinical applicability of in vivo reflectance confocal microscopy for an indeterminate cutaneous lesion. Dermatol Pract Concept. 2018;8(3):180–3.

病例 30 头皮糜烂

Anna Waśkiel-Burnat Joanna Golińska Patrycja Gajda Adriana Rakowska
Joanna Czuwara Małgorzata Olszewska Lidia Rudnicka 著
宋秀祖 译

患者男性，80 岁，头皮进行性糜烂 2 年。患者诉皮损无明显不适。既往有高血压病、缺血性心脏病和 2 型糖尿病史。

体格检查显示前额和顶部头皮糜烂、淡黄色结痂和瘢痕性脱发区域。此外，前额、顶叶和头顶部位可见非瘢痕性脱发，并伴有多处日光性角化（图 30-1）。毛发镜检查显示头皮出血性淡黄色结痂，以及无毛囊开口的红色和乳红色区域（图 30-2）。

组织病理学检查显示表皮糜烂区覆盖着血清、血液和角质层残余物，真皮可见致密的多形性炎症和血管增生，肉芽组织富含浆细胞，毛囊结构消失或在部分区域可见被多核巨细胞包围的裸露毛干（图 30-3）。

根据病例描述和照片，您的诊断是什么？

【鉴别诊断】

1. 头皮糜烂性脓疱性皮病。

2. Brunsting-Perry 瘢痕性类天疱疮。

3. 基底细胞癌。

4. 坏疽性脓皮病。

【诊断】

头皮糜烂性脓疱性皮病。

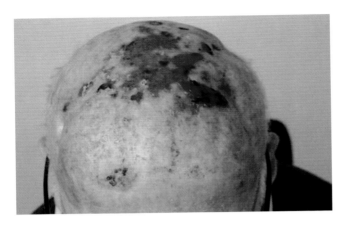

▲ 图 30-1　一名患有雄激素性脱发的 80 岁男性，前额和顶叶部位出现糜烂，伴有淡黄色结痂，周围有瘢痕性脱发

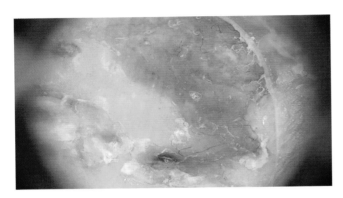

◀ 图 30-2　毛发镜检查显示头皮淡黄色出血性结痂，周围红斑（20×）

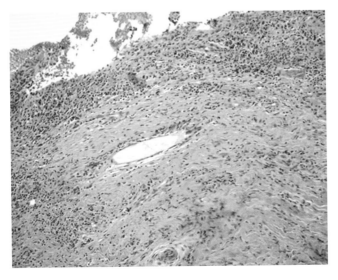

◀ 图 30-3　组织病理学显示表皮糜烂区被血清、血液和角质层残余物覆盖，真皮可见致密的多形性炎症，毛囊结构缺失或在部分区域可见被多核巨细胞包围的裸露毛干

【讨论】

头皮糜烂性脓疱性皮病（erosive pustular dermatosis of the scalp，EPDS）是一种罕见的头皮炎症[1]。该病的病因尚未完全清楚，可能的诱发因素包括创伤、辐射、带状疱疹、外用氟尿嘧啶或咪喹莫特治疗、冷冻治疗和光动力疗法等[2]，皮损通常在诱发事件发生后 6 个月出现[3]。EPDS 常见于雄激素性秃发和光损伤患者，以及类风湿性关节炎、自身免疫性肝炎、桥本甲状腺炎和多发性大动脉炎等自身免疫性疾病患者[3]。本病好发于老年人，发病年龄为 60—70 岁[1, 3]。临床表现为反复发作的脓疱、炎性糜烂和灰色、黄色或黄褐色结痂，导致瘢痕性脱发。皮损愈合后仍可反复发作，病程呈周期性波动[1]。疼痛和瘙痒很少见。头顶部是最常见的发病部位，其次是前额和顶叶[1]。该病的诊断需要结合病史、体格检查、毛发镜和组织病理学检查[3]。皮肤镜检查特征包括毛囊口缺失、簇状发、断发、结痂、浆液性渗出、血管扩张、脓疱和角化过度[1]。组织病理学检查可见糜烂或增生的表皮和角层下脓疱等非特异性变化，真皮出现富含淋巴细胞和白细胞的炎性浸润，可见浆细胞，某些情况下还会出现异物反应[2]。该病的治疗需要采取多种方法，局部外用强效或超强效皮质类固醇激素和钙调神经磷酸酶抑制药通常是一线治疗药物。此外，外用钙泊三醇、口服泼尼松、多西环素、异维 A 酸或阿维 A、氨苯砜或锌治疗，病情也有所改善[2]。

该患者的鉴别诊断包括 Brunsting-Perry 瘢痕性类天疱疮、坏疽性脓皮病和基底细胞癌。

Brunsting-Perry 瘢痕性类天疱疮是一种慢性炎症性自身免疫性疾病，其特征是表皮下水疱和糜烂，随后形成瘢痕。发病局限于头颈部，黏膜不受影响。

坏疽性脓皮病是一种罕见的非感染性嗜中性皮病，发病率为（3～10）/100万[4]。临床表现为脓疱或丘疹，中央坏死，逐渐向周围扩展形成溃疡。下肢是最常见的发病部位，但也有文献报道头皮会受累[4]。典型的坏疽性脓皮病最常见于 20—50 岁成人，不过头皮皮损也常发生于儿童和老年患者[4]。女性患者略多于男性。坏疽性脓皮病通常伴有潜在的并发症，如炎症性肠病、血液病（骨髓增生异常综合征、多发性骨髓瘤）或炎症性关节炎[4]。

基底细胞癌是最常见的皮肤恶性肿瘤，该病的发病率随年龄增长而增加。基底细胞癌有 5 种类型：结节型、色素型、硬斑型、浅表型和癌前型（纤维上皮瘤），临床表现各不相同。基底细胞癌通常为单发性皮损，最常见于面部、头皮或颈部[5]。

根据临床表现、毛囊镜和组织病理学检查，该患者确诊为头皮糜烂性脓疱性皮病。给予外用 5% 丙酸氯倍他索乳膏进行治疗，临床症状有所改善。

关键点

- 头皮糜烂性脓疱性皮病是一种瘢痕性脱发，主要发生于老年人。
- 临床表现为反复发作的脓疱、炎性糜烂和灰色、黄色或黄褐色结痂，导致瘢痕性脱发。

参 考 文 献

[1] Starace M, Iorizzo M, Trüeb RM, Piccolo V, Argenziano G, Camacho FM, et al. Erosive pustular dermatosis of the scalp: a multicentre study. J Eur Acad Dermatol Venereol. 2020;34(6):1348–54.

[2] Kanti V, Rowert-Huber J, Vogt A, Blume-Peytavi U. Cicatricial alopecia. J Dtsch Dermatol Ges. 2018;16(4):435–61.

[3] Starace M, Alessandrini A, Baraldi C, Piraccini BM. Erosive pustular dermatosis of the scalp: challenges and solutions. Clin Cosmet Investig Dermatol. 2019;12:691–8.

[4] Gupta AS, Nunley JR, Feldman MJ, Ortega-Loayza AG. Pyoderma gangrenosum of the scalp: a rare clinical variant. Wounds Compendium Clin Res Pract. 2018;30(2):e16–20.

[5] Marzuka AG, Book SE. Basal cell carcinoma: pathogenesis, epidemiology, clinical features, diagnosis, histopathology, and management. Yale J Biol Med. 2015;88(2):167–79.

病例 31 头皮结节状斑块

Qian Zhang　Hao Guo　Jiu-Hong Li　著

刘国艳　译

患者男性，16 岁，因头皮皮损缓慢增大就诊于皮肤科。皮损出生时就有，表现为边界清楚的脱发斑。4 年前，皮损发展为粉红色结节状斑块。无瘙痒和疼痛等不适。

体格检查显示左侧头顶部头皮可见单发的粉红色、疣状结节状斑块，伴脱发（图 31-1A 和 B）。

实验室检查无异常。在局部麻醉下行肿瘤全部切除。组织病理检查结果显示表皮呈乳头瘤样增生，真皮内可见大量增生的成熟皮脂腺，未见成熟毛囊（图 31-2）。

根据病例描述和照片，您的诊断是什么？

【鉴别诊断】

1. 皮脂腺痣。

2. 寻常疣。

3. 表皮痣。

4. 先天性皮肤发育不全。

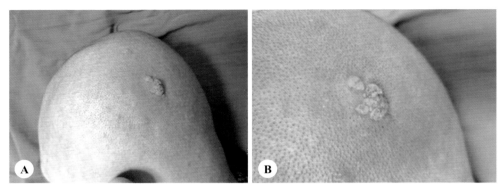

▲ 图 31-1　一名 16 岁男孩，左侧头顶部头皮一淡粉色、疣状结节状斑块，伴脱发（A 和 B）

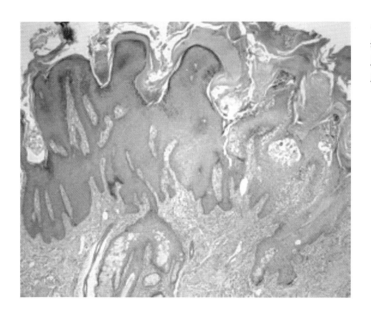

◀ 图 31-2　组织学显示表皮呈乳头瘤样增生，真皮内可见大量增生的成熟皮脂腺，未见成熟毛囊

【诊断】

皮脂腺痣。

【讨论】

皮脂腺痣最早由 Jadassohn 提出，也被称为器官样痣，含有皮肤的任何或所有成分（主要是皮脂腺）。皮脂腺痣是一种先天性错构瘤，主要表现为单发的斑

块，界限清楚，有蜡样光泽，可呈粉红色、黄色或橙色，表面无毛发生长，大小为 1～10cm。好发于面部和头皮。临床少见圆形或椭圆形、多发或泛发的结节状斑块。

皮脂腺痣的临床表现常因皮脂腺、汗腺和毛囊的增生程度而不同。通常会经历 3 个阶段。在儿童期，皮脂腺痣通常在出生时或出生后不久发病，在新生儿中患病率为 0.3%[1]。皮损为光滑或凸起、油腻、淡黄色、无毛的局限性斑块，呈线状排列或呈圆形。在青春期，激素促进皮脂腺和大汗腺增殖，皮损可快速生长、增厚呈结节状、疣状外观。如果皮损广泛，可能与皮肤外复杂综合征相关，包括骨骼、眼部和神经系统异常等。在第 3 阶段，皮脂腺痣可能伴发其他上皮源性肿瘤，但大多数肿瘤是良性的。最常见的良性肿瘤包括毛母细胞瘤、乳头状汗管囊肿（约 5%）、毛根鞘瘤和皮脂腺瘤（分别为 2%～3%）。最常见的恶性肿瘤是基底细胞癌、大汗腺癌、皮脂腺癌和鳞状细胞癌。皮脂腺痣标准治疗是肿瘤的完整手术切除。考虑到美容原因和潜在的恶性肿瘤风险，建议在青春期前切除。

皮脂腺痣的组织病理学特征与年龄有关[2]。在儿童期，皮脂腺发育不全，体积和数量减少，导致此阶段诊断困难。在青春期，真皮内成熟或接近成熟的皮脂腺数量增多，表皮呈疣状或乳头瘤样增生。皮脂腺痣通常位于真皮深处，可见异位的大汗腺，而终末分化的毛囊结构缺乏。

皮脂腺痣通常依靠临床表现诊断。超声和皮肤镜可作为辅助诊断工具，也有助于早期识别非黑素源性皮肤肿瘤，如基底细胞癌[3, 4]。当诊断不明确时，皮损活检是诊断的金标准。

皮脂腺痣需要与寻常疣、表皮痣和先天性皮肤发育不全鉴别。

寻常疣表现为菜花样粗糙的丘疹，呈乳头瘤样，表面角化过度。寻常疣最常发生在手指、脚趾、足底和手背等处。通常无症状，组织病理学检查显示角化过度，棘层增生肥厚，呈乳头状瘤样增生，可见空泡细胞。

表皮痣表现为逐渐增大、灰白色或黑色、粗糙、角化过度的丘疹，沿 Blashko 线分布。好发于头部、躯干和四肢。有时皮损可以是双侧的、多发和泛发的，黏膜也可能受累。

先天性皮肤发育不全是以出生时就存在的局限性或弥漫性皮肤缺损为特征，

典型皮损呈粉红色、椭圆形或圆形，表面光滑或萎缩。

根据患者病史、临床表现及组织病理学检查结果，诊断为皮脂腺痣。

关键点

- 皮脂腺痣是一种先天性错构瘤，临床表现和组织病理学特征和年龄相关。
- 考虑到美容目的和潜在恶变风险，通常建议在青春期前进行完整皮脂腺痣切除。

参 考 文 献

[1] Lopez AS, Lam JM. Nevus sebaceous. CMAJ. 2019;191(27):E765.

[2] Donati A, Cavelier-Balloy B, Reygagne P. Histologic correlation of dermoscopy findings in a sebaceous nevus. Cutis. 2015;96(6):E8–9.

[3] Wortsman X, Ferreira-Wortsman C, Corredoira Y. Ultrasound Imaging of Nevus Sebaceous of Jadassohn. J Ultrasound Med. 2021;40(2):407–15.

[4] Micali G, et al. Dermatoscopy of common lesions in pediatric dermatology. Dermatol Clin. 2018;36(4):463–72.

病例 32　深沟痕前额

Uwe Wollina　著

张　悦　吴文育　译

患者男性，66岁，额部及眉间有很深的沟痕及明显的纵行软组织皱褶。皮损已存在数十年。患者未诉主观症状，但审美原因要求治疗。既往高尿酸血症和高血压性心脏病病史。

体格检查显示见前额有纵向弯曲的软组织皱褶和深沟痕（图32-1）。

【鉴别诊断】

1. 厚皮性骨膜病。

2. 回状头皮。

3. 睡眠褶皱加深。

4. 脑回状真皮内痣。

5. 皮肤松弛症。

6. 淋巴瘤。

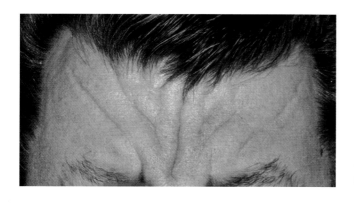

◀ 图32-1　前额深沟痕和纵行软组织褶皱

【诊断】

回状头皮。

【讨论】

回状头皮（cutis verticis gyrata）是一种罕见的良性皮肤疾病，表现为头皮弯曲的褶皱和深沟痕。皮损表现类似于脑沟和脑回。在 1837 年，Jean-Louis Alibert 首次描述并命名为"皮肤沟"（cutis sulcata），在 1907 年，Paul Gerson Unna 提出了"回状头皮"这一名词[1]。回状头皮的临床表现很有特点。

该病的发病率在整体人群中为（0.03～1）/10 万[2]。相比于头皮，前额和眉间较少受累[2]。

该病可分为原发性和继发性（表 32–1）。原发性回状头皮好发于 30 岁前的成年男性。继发性回状头皮可在任何年龄出现，无性别差异[3]。近期发现继发性回状头皮也见于接受维罗非尼和全颅放疗的黑素瘤患者中[4]。

该病可以为损容性但呈良性病程。手术矫正需要整形外科和神经外科的毛发及头皮修复手术，包括使用组织扩张器[5-7]。

表 32–1 回状头皮的分类	
类　型	特　点
原发性特发性	无其他相关障碍
原发性非特发性	可能合并智力障碍、神经精神障碍、癫痫、精神分裂症、脑瘫、白内障、斜视、视网膜色素变性、失明
继发性	可能合并慢性光化性皮炎、厚皮性骨膜病、脑回状真皮内痣、肢端肥大症、硬化性黏液水肿、白血病、淋巴瘤、梅毒、黑棘皮病、神经纤维瘤、脂瘤痣、结节性硬化症、圆柱瘤、Ehlers-Danlos 综合征、淀粉样变性、糖尿病、皮肤松弛症、颅内动脉瘤、皮肤局灶性黏蛋白病、类固醇合成障碍、Turner 综合征、Klinefelter 综合征、Akesson 综合征、Cohen 综合征、Mcdowall 综合征等

关键点

- 回状头皮是头皮罕见皮肤疾病。
- 其特征性表现为弯曲的褶皱和深沟痕。
- 回状头皮的亚型包括原发性和继发性。

参 考 文 献

[1] Unna PG. Cutis verticis gyrata. Monatsh Prakt Derm. 1907;45:227–33.

[2] Harish V, Clarke F. Isolated cutis verticis gyrata or the glabella and nasal bridge: a case report and review of the literature. J Plast Recontr Aesthet Surg. 2013;66(10):1421–3.

[3] Larsen F, Birchall N. Cutis verticis gyrata: three cases with different aetiologies that demonstrate the classification system. Australas J Dermatol. 2007;48(2):91–4.

[4] Harding JJ, Barker CA, Carvajal RD, Wolchok JD, Chapman PB, Lacouture ME. Cutis verticis gyrata in association with vemurafenib and whole-brain radiotherapy. J Clin Oncol. 2014;32(14):e54–6.

[5] Rallo MS, Nosko M, Agag RL, Xiong Z, Al-Mufti F, Roychowdhury S, Nanda A, Gupta G. Neurosurgical and scalp reconstructive challenges during craniotomy in the setting of cutis verticis gyrata. World Neurosurg. 2019;125:392–7.

[6] Eginli A, McMichael A, Cooley J. Combination hair restoration techniques in the treat-ment of severe cutis verticis gyrata. Dermatol Surg. 2020; https://doi.org/10.1097/ DSS.0000000000002833. Epub ahead of Print. PMID: 33165082

[7] Zhao D, Li J, Wang K, Guo X, Lang Y, Peng L, Wang Q, Li Y. Treating cutis verticis gyrata using skin expansion method. Cell Biochem Biophys. 2012;62(2):373–6.

病例 33　颞部红色溃疡性结节

Marta Kurzeja　Małgorzata Olszewska　Lidia Rudnicka　著

倪春雅　吴文育　译

患儿女性，4 月龄，头皮上有一个红色溃疡性结节。在出生后第 2 周出现皮损，表现为红色斑疹。然后皮损开始迅速生长并发展成红色结节，近 2 周出现溃疡。否认既往皮肤病和其他疾病的个人史和家族史。

体格检查示左颞部有一个 2cm × 1.8cm 的樱桃红色结节，中央溃疡（图 33-1）。根据病例描述和照片，您的诊断是什么？

【鉴别诊断】

1. 鲜红斑痣。

2. 化脓性肉芽肿。

3. 婴儿血管瘤。

4. 卡波西样血管内皮瘤。

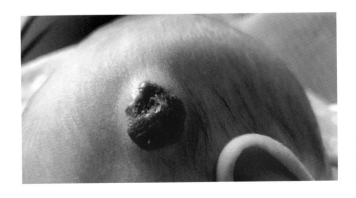

◀ 图 33-1　一名 4 月龄女婴，左颞部一樱桃红色结节，伴中央溃疡

【诊断】

婴儿血管瘤。

【讨论】

婴儿血管瘤是婴儿期最常见的良性肿瘤，累及 4%～5% 的新生儿[1]。婴儿血管瘤的发病机制尚不明确，主流假说认为循环内皮祖细胞迁移至缺氧或发育障碍的区域，进一步增殖而成[1-4]。婴儿血管瘤在白种人、早产儿、双胞胎及低出生体重婴儿中更常见。女性相对好发。此外，婴儿血管瘤家族史、子痫和胎盘畸形也是重要的危险因素[1, 2]。婴儿血管瘤分为浅表型、深在型和混合型。浅表型皮损累及真皮上部，典型表现为隆起的红色丘疹、结节或斑块。深在型婴儿血管瘤延伸至皮下组织，表现为浅蓝色肿块，边界不清。混合型婴儿血管瘤则同时具有浅表型和深在型的特征[1, 4]。婴儿血管瘤的特点为三相变化。前期病变为出生即有或出生后几周内出现血管收缩性苍白区域或毛细血管扩张性粉红色斑点。在早期增殖或生长阶段，出生后的前 3 个月内快速生长，第 5～8 个月时生长变缓。出生后 6～12 个月进入平台期。出生 1 年以后进入消退期，并持续数年。在消退期，婴儿血管瘤变得更柔软和易压缩，颜色可为鲜红色至紫色或灰色。皮肤可恢复正常，但 70% 的病例可能遗留瘢痕（纤维脂肪组织过多、毛细血管扩张、皮肤松弛）[1, 2, 4]。婴儿血管瘤可发生于皮肤和黏膜表面，多为单发，但也可出现多灶性或节段性病变。皮肤上出现 5 个或 5 个以上婴儿血管瘤时，提示内脏受累可能，最常见的是肝脏或胃肠道[1]。头颈部最常受累（占60%）；其次是躯干，见于 25% 的病例；最不常见的部位是四肢，见于 15%的病例。位于腰骶部的婴儿血管瘤可能与脊髓栓系或泌尿生殖系统异常（如LUMBAR 综合征）风险增加有关。面颈部的婴儿血管瘤可能与结构异常（如PHACE 综合征）有关，存在较高的瘢痕和溃疡风险，并可能导致眼部闭塞[4]。10%～15% 的婴儿血管瘤会出现并发症。溃疡最常见，10%～25% 的患儿通常在4—8 月龄时出现[1]。眼睑或眼睛附近的婴儿血管瘤可能会导致视力障碍，而累及嘴唇或口腔的皮损可能会影响喂养。声门旁或气管内的婴儿血管瘤可能会导致危及生命的气道堵塞[1-4]。婴儿血管瘤的诊断基于临床表现。当诊断不明，存在 5 个或 5 个以上的皮肤婴儿血管瘤，或者怀疑相关解剖畸形时，需进一步检查[1]。婴儿血管瘤通常不需要治疗。当出现并发症时，则建议治疗。口服普萘洛尔是一线治疗选择[5]。局部 β 受体拮抗药（如噻吗洛尔）也可用于小的浅表血管瘤[4]。局部、病灶内和系统糖皮质激素也可能有帮助[5]。已有一些病例报道显示咪喹莫特治疗有效。脉冲染料激光推荐用于残留皮损的治疗[1, 4]。

婴儿血管瘤的鉴别诊断包括鲜红斑痣、化脓性肉芽肿和卡波西样血管内皮瘤。

鲜红斑痣是最常见的血管畸形，典型表现为出生即有的粉色或红色均匀、大小不一的斑疹和斑片，可持续终身。70%～90% 病例的皮损出现在头颈部。皮损可单发或多发，单侧或双侧，局限或泛发[1-4]。

化脓性肉芽肿是一种常见的获得性良性血管肿瘤。病变表现为孤立的红色带蒂丘疹，易破溃出血。少见情况下，病变可表现为无蒂的斑块。其特点为快速外生生长，表面常出现溃疡。常见于皮肤或黏膜表面[1-3]。

卡波西样血管内皮瘤通常表现为单发、肿大的软组织肿块，皮肤表现从红色丘疹、斑块或结节性到硬结性的紫色坚实肿瘤。皮损可发生于躯干、四肢或腹膜后[2, 3]。

根据临床表现，该患者诊断为婴儿血管瘤。给予患者口服普萘洛尔 2mg/（kg·d）治疗，皮损逐渐消退。

关键点

- 婴儿血管瘤是婴儿期最常见的良性肿瘤，通常局限于头皮。
- 婴儿血管瘤初期表现为出生即有或出生后几周内出现的血管收缩性苍白区域或毛细血管扩张性粉红色斑点。随后依次经历快速增殖期、平台期和退化期。

参考文献

[1] Léauté-Labrèze C, Harper JI, Hoeger PH. Infantile haemangioma. Lancet. 2017;390(10089):85–94.

[2] Smith CJF, Friedlander SF, Guma M, Kavanaugh A, Chambers CD. Infantile hemangiomas: an updated

review on risk factors, pathogenesis, and treatment. Birth Defects Res. 2017;109(11):809–15.

[3] De Leye H, Saerens J, Janmohamed SR. News on infantile haemangioma. Part 1: clinical course and pathomechanism. Clin Exp Dermatol. 2020; https://doi.org/10.1111/ced.14502.

[4] Krowchuk DP, Frieden IJ, Mancini AJ, Darrow DH, Blei F, Greene AK, Annam A, Baker CN, Frommelt PC, Hodak A, Pate BM, Pelletier JL, Sandrock D, Weinberg ST, Whelan MA. Clinical practice guideline for the management of infantile hemangiomas. Pediatrics. 2019;143(1):e20183475.

[5] Darrow DH, Greene AK, Mancini AJ, Nopper AJ. Diagnosis and management of infantile hemangioma: executive summary. Pediatrics. 2015;136(4):786–91.

病例 34　头皮结节

Runping Fang　著

崔　璨　陈　曦　魏爱华　译

患者男性，18 岁，学生，头皮顶部结节数年。数年前头皮外伤后出现皮损，无疼痛，但结节逐渐增大。近期结节破溃，触诊出血伴疼痛。

体格检查示头皮顶部一处红色圆顶状结节（1cm×0.8cm×0.3cm）（图 34-1），质地坚硬，表面光滑，中央溃疡。全血细胞计数和肝肾功能检查正常。梅毒、HIV 及 HCV 均阴性。对结节予以全切术。组织病理学检查显示肿瘤细胞从表皮向真皮生长，并形成广泛且相互连接的肿瘤团块。肿瘤细胞呈立方状，大小均匀，核呈圆形或卵圆形，可见大量透明细胞（图 34-2）。

根据病例描述和照片，您的诊断是什么？

【鉴别诊断】

1. 外毛根鞘瘤。
2. 鳞状细胞癌。
3. 透明细胞汗腺瘤。
4. 小汗腺汗孔瘤。

【诊断】

透明细胞汗腺瘤。

【讨论】

透明细胞汗腺瘤又称为结节性汗腺瘤、透明细胞外泌体腺瘤、透明细胞肌

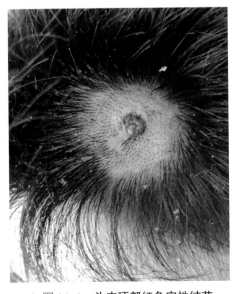

▲ 图 34-1　头皮顶部红色实性结节

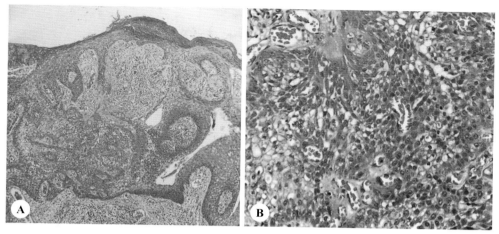

▲ 图 34-2　组织病理学检查

A. 真皮内有大量与表皮相连的肿瘤细胞团块（HE 染色，20×）；B. 肿瘤由两种细胞组成：①透明胞质，小细胞核；②嗜酸性胞质，泡状细胞核，点状核仁。细胞无异型性和有丝分裂活性。间质可见血管增生扩张，伴炎细胞浸润（HE 染色，40×）

上皮瘤、汗腺末端螺旋瘤、实性囊性汗腺瘤及汗孔汗管瘤。与其他汗腺肿瘤不同，透明细胞汗腺瘤在组织学上以透明细胞为主。肿瘤组织位于真皮内，边界清楚，有或无包膜，可与表皮相连。该病临床诊断非常困难。组织学上，该病可见分叶状或圆顶状结构，细柄状或多角形嗜碱性细胞，以及大的透明细胞。

透明细胞汗腺瘤的鉴别诊断包括外毛根鞘瘤、小汗腺汗孔瘤和鳞状细胞癌[1]。

透明细胞汗腺瘤易被误诊为富含糖原的透明细胞和角化的外毛根鞘瘤。透明细胞汗腺瘤常具有较大的囊腔和管状结构，而外毛根鞘瘤瘤巢周围细胞呈网格状排列[2]。

当肿瘤发生角化时，应与鳞状细胞癌相鉴别。鳞状细胞癌细胞明显多形性，而透明细胞汗腺瘤中缺乏鳞状细胞漩涡包围或形成腔的趋势[3]。

透明细胞汗腺瘤与小汗腺汗孔瘤的区别在于小汗腺汗孔瘤主要位于表皮下部，病变部位表皮增厚，皮肤变宽和伸展。肿瘤常延展进入真皮，且大部分位于真皮层。瘤体与正常表皮、真皮的界限清晰，肿瘤细胞体积小，呈立方体或梭形，可见深嗜碱性的圆形胞核和细小的胞质。细胞间可见细胞间桥，细胞通常紧密排列成宽阔的索带，互相吻合。大多数肿瘤细胞索带内可见狭窄的管腔或囊腔，这些腔隙常有保护性的包膜[4]。

根据该患者的病史、临床表现和辅助检查结果，诊断为透明细胞汗腺瘤。该病为良性病变，可发生于身体各个部位。多数情况下肿瘤组织与表皮相连，但在该病例中，肿瘤组织位于真皮层，不与表皮相连。本病少见恶性转化，但由于其缺乏包膜，手术切除不完全时易复发。

治疗首选手术切除，肿瘤对放疗不敏感。该患者采用常规梭形切除，根据病理结果予扩大切除，随访未见复发。

关键点

- 本病常发生于头皮，病灶可呈单纯性、小叶实性或囊性的结节。
- 手术切除需彻底，易复发。

参考文献

[1] Shahmoradi Z, Mokhtari F. Clear cell hidradenoma. Adv Biomed Res. 2013;2:40. https://doi.org/10.4103/2277– 9175.109742. PMID: 24516840; PMCID: PMC3905631

[2] Cao YT, Wang XY, Xuan M, et al. Facial multiple malignant proliferating tricholemmoma: a case report. Hua Xi Kou Qiang Yi Xue Za Zhi. 2009;27(4):466–8. Chinese

[3] Nuño-González A, Vicente-Martín FJ, Pinedo-Moraleda F, et al. High-risk cutaneous squamous cell carcinoma. Actas Dermosifiliogr. 2012;103(7):567–78. https://doi.org/10.1016/j. ad.2011.09.005. English, Spanish. Epub 2012 Jan 17

[4] Wankhade V, Singh R, Sadhwani V, et al. Eccrine poroma. Indian Dermatol Online J. 2015;6(4):304–5. https://doi.org/10.4103/2229– 5178.160296. PMID: 26225348; PMCID: PMC4513423

病例 35　头皮脓疱、糜烂和结痂

Pei-Yu Liao　Lin Dang　著
宋秀祖　译

患者男性，22 岁，亚洲裔，头皮反复出现脓疱、糜烂和结痂 8 年（图 35-1A）。曾外用和口服抗菌药物后皮损未见好转，反而有所发展。患者有雄激素性秃发家族史。

体格检查显示头顶部有小脓疱和结痂，去除结痂后可见表面糜烂，有淡黄色分泌物。前额可见发际线上移。未见其他皮肤病变。

皮肤镜检查显示头皮糜烂、淡黄色和出血性结痂，以及缺乏毛囊开口的乳红色区域（图 35-1B）。常规实验室检查结果均正常。组织病理学检查显示表皮棘层肥厚，毛囊和皮脂腺缺失，真皮炎性浸润主要由中性粒细胞和淋巴细胞组成（图 35-2）。

根据病例描述和照片，您的诊断是什么？

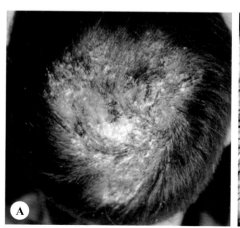
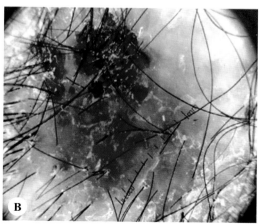

▲ 图 35-1　**A.** 一名 **22** 岁男性，萎缩的皮肤表面出现糜烂和结痂；**B.** 毛发镜检查显示糜烂、淡黄色和出血性结痂，以及缺乏毛囊开口的乳红色区域

【鉴别诊断】

1. 坏疽性脓皮病。

2. 天疱疮。

3. 脓疱性银屑病。

4. 细菌和真菌感染。

5. 头皮糜烂性脓疱性皮病。

【诊断】

头皮糜烂性脓疱性皮病。

【讨论】

头皮糜烂性脓疱性皮病（erosive pustular dermatosis of the scalp，EPDS）是一种罕见的疾病，最早报道见于 20 世纪 70 年代末。患者以女性居多，男女发病比例约为 2∶3[1]。该病的发病机制仍不明确。有报道称局部创伤、植皮、长期暴露于日光下，以及自身免疫性疾病是该病的诱发因素[2]。

EPDS 好发于 60—70 岁的老年人，也有少数儿童病例的报道[3, 4]。该病临床特征是头皮多发性脓疱、糜烂和结痂。随着病情发展，数月或数年后会出现瘢

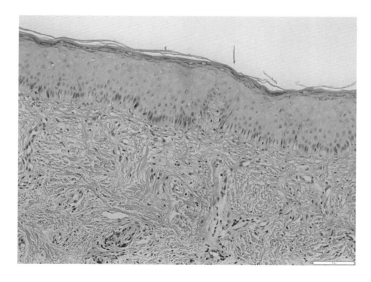

◀ 图 35-2　组织病理学检查显示表皮棘层肥厚，毛囊和皮脂腺缺失，真皮炎性浸润主要由中性粒细胞和淋巴细胞组成（**HE 染色，200×**）

痕性脱发。头顶部最常受累。一般无其他皮肤病变[4]。

　　EPDS 是排除性诊断[5]。组织病理学特征通常无特异性，表现为糜烂、角化过度、皮肤萎缩，偶尔可见角层下脓疱，真皮层可见含有淋巴细胞和浆细胞的弥漫性或局灶性炎症。在病程较长的皮损中可观察到毛囊缺失、纤维化和异物巨细胞。直接免疫荧光试验、细菌学和真菌学检查均为阴性[6]。不过，也可能会继发金黄色葡萄球菌或白念珠菌定植。

　　EPDS 是一种慢性复发性疾病，需要数周至数月的长期治疗。治疗方法包括口服异维 A 酸、尼美舒利和硫酸锌，以及外用皮质类固醇激素、钙泊三醇和他克莫司[5]。

　　根据患者的病史、临床特征和组织病理学结果，确诊头皮糜烂性脓疱性皮病。

　　患者遵医嘱避免日晒、物理损伤和化学刺激，局部外用他克莫司，口服异维 A 酸 10mg，每天 2 次，治疗效果良好（图 35-3）。

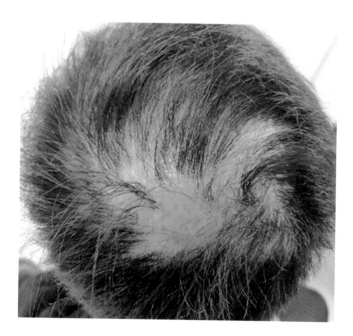

◀ 图 35-3　治疗 9 个月后，头皮上出现弥漫性瘢痕性脱发，病情稳定

关键点

- 头皮糜烂性脓疱性皮病的临床特征是头皮上出现脓疱、糜烂和结痂性皮损，伴有进行性瘢痕性脱发，是一种排除性诊断。
- 系统用维 A 酸类药物和外用他克莫司治疗反应良好，可考虑作为皮质类固醇的替代治疗方法。

参 考 文 献

[1] Ena P, et al. Erosive pustular dermatosis of the scalp in skin grafts: report of three cases. Dermatology. 1997;194(1):80–4.

[2] Mastroianni A, et al. Erosive pustular dermatosis of the scalp: a case report and review of the literature. Dermatology. 2005;211(3):273–6.

[3] Fertig R, et al. Erosive pustular dermatosis of the scalp after aplasia cutis congenita in a 9–year- old patient: A 5–year follow-up. Pediatr Dermatol. 2017;34(6):695–6.

[4] Starace M, et al. Erosive pustular dermatosis of the scalp: challenges and solutions. Clin Cosmet Investig Dermatol. 2019;12:691–8.

[5] Allevato M, et al. Erosive pustular dermatosis of the scalp. Int J Dermatol. 2009;48(11):1213–6.

[6] Starace M, et al. Erosive pustular dermatosis of the scalp: Clinical, trichoscopic, and histopathologic features of 20 cases. J Am Acad Dermatol. 2017;76(6):1109–14. e2

病例 36　全身红斑、鳞屑

Jiahui Hu　Songmei Geng　著
谢雨彤　李佳欣　魏爱华　译

患儿男性，6 岁，因出生后全身鳞屑性红斑、皮肤苔藓样变、皮肤干燥就诊于皮肤科。主诉顽固性瘙痒。皮损广泛进展，但无系统受累表现。患儿母亲患有过敏性鼻炎。否认类似皮损的家族史和遗传病史。

体格检查示患儿身材矮小，一般情况良好，内脏器官无异常。面部、躯干、会阴及皮肤皱褶处可见弥漫性苔藓样红斑和脱屑。下肢红斑边缘可见特征性的双边状鳞屑（图 36-1）。外生殖器水肿，毛发稀疏。毛发镜下见竹节状发，黄白色鳞屑。扫描荧光显微镜检查亦示竹节状发（图 36-2）。真菌学检查阴性。

实验室检查显示总免疫球蛋白 E 水平升高（1770U/ml；正常范围：<90U/ml），肿瘤坏死因子水平升高（25.50pg/ml；正常范围：<8.1pg/ml）。全血细胞计数、肝肾功能、免疫球蛋白 A（IgA）、免疫球蛋白 M（IgM）、免疫球蛋白 G（IgG）、C_3、C_4 均无异常。二代测序（next generation genetic screening，NGS）显示 SPINK5 基因的外显子区存在复合杂合突变，分别是 c.652C > T 和 c.2423C > T。

根据病例描述和照片，您的诊断是什么？

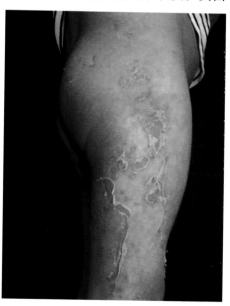

▲ 图 36-1　一名 6 岁男患儿，出生后全身鳞屑性红斑、皮肤苔藓样变、顽固性瘙痒及皮肤干燥

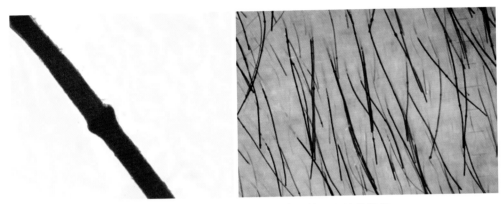

▲ 图 36-2　扫描荧光显微镜和皮肤镜下见竹节状发

【鉴别诊断】

1. Omenn 综合征。

2. Wiskott-Aldrich 综合征。

3. 高免疫球蛋白 E 综合征。

4. Netherton 综合征。

5. 先天性非大疱性鱼鳞病样红皮病。

【诊断】

Netherton 综合征。

【讨论】

Netherton 综合征是一种罕见的常染色体隐性遗传性皮肤病，以先天性鱼鳞病样红皮病、套叠性脆发（竹节状发）及特应性体质为特征[1]。该病是由位于染色体 5q32 的 *SPINK5* 基因突变引起的[2]。

Netherton 综合征主要包括三个临床特点：①先天性鱼鳞病样红皮病，出生后不久即出现，表现为主要分布于头部、躯干上部、皮肤褶皱处的片状红斑；②竹节状发，又称套叠性脆发，发短、干燥、粗糙、易折断；③特应性疾病，如过敏性哮喘、过敏性鼻炎、荨麻疹、血管性水肿、特殊过敏性皮炎及对多种食物或药物过敏等。

Netherton 综合征治疗困难。有报道的治疗方案包括局部使用糖皮质激素、钙调蛋白抑制剂、补骨脂素、紫外线照射和口服维 A 酸类药物，但效果不一。静脉注射免疫球蛋白、英夫利昔单抗、奥马珠单抗和司库奇尤单抗可用于危重症患者[3, 4]。

该患者的鉴别诊断包括 Omenn 综合征、Wiskott-Aldrich 综合征、高免疫球蛋白 E 综合征和先天性非大疱性鱼鳞病样红皮病。

Omenn 综合征为常染色体隐性遗传性疾病，是一种严重联合免疫缺陷病[5]。临床表现为出生后数周逐渐出现的剥脱性红皮病，红斑区域内毛发脱落，伴肝、脾大及淋巴结肿大，腹泻，发育迟滞及反复感染。免疫缺陷是该病的根本原因。严重感染是最常见的死亡原因。实验室检查显示嗜酸性粒细胞增多，IgE 水平升高，IgG、IgA、IgM 水平降低，B 和 T 淋巴细胞功能异常。

Wiskott-Aldrich 综合征是一种罕见的 X 连锁隐性遗传病，以持续性湿疹、化脓性感染、血小板减少为特征表现[6]。

高免疫球蛋白 E 综合征，又称 Job 综合征，是一种罕见而复杂的原发性免疫缺陷病，以反复发作的肺部感染、顽固性湿疹样皮炎、骨骼异常和血清 IgE 水平升高为特征[7]。

先天性非大疱性鱼鳞病样红皮病属于常染色体隐性遗传性鱼鳞病家族。临床主要表现为泛发性红斑，表面覆着淡灰白色细小鳞屑。部分患者可有掌跖角化过度，眼睑和嘴唇外翻，头皮受累和甲营养不良[8]。

根据临床表现、毛发镜检查和基因检测，该患者确诊为 Netherton 综合征。给予该患者 0.03% 他克莫司软膏，每日 2 次，联合润肤霜外用。治疗 3 个月后，脱屑、瘙痒、炎症性皮损均改善。未出现不良反应。

关键点

- Netherton 综合征是一种罕见的遗传性疾病，症状严重，病程迁延难愈，目前尚无满意的治疗策略。
- 竹节状发是 Netherton 综合征的特征性改变。

参 考 文 献

[1] Wilkinson RD, Curtis GH, Hawk WA. Netherton's disease: trichorrhexis invaginata (bamboo hair), congenital ichthyosiform erythroderma and the atopic diathesis. A histopathologic study. Arch Dermatol. 1964;89:46–54.

[2] Saleem HMK, Shahid MF, Shahbaz A, Sohail A, Shahid MA, Sachmechi I. Netherton syndrome: a case report and review of literature. Cureus. 2018;10(7):e3070.

[3] Roda Â, Mendonça-Sanches M, Travassos AR, Soares-de-Almeida L, Metze D. Infliximab therapy for Netherton syndrome: a case report. JAAD Case Rep. 2017;3(6):550–2.

[4] Yalcin AD. A case of netherton syndrome: successful treatment with omalizumab and pulse prednisolone and its effects on cytokines and immunoglobulin levels. Immunopharmacol Immunotoxicol. 2016;38(2):162–6.

[5] Puzenat E, et al. Congenital erythroderma should be considered as an urgent warning sign of immunodeficiency: a case of Omenn syndrome. Eur J Dermatol. 2017;27(3):313–4.

[6] Candotti F. Clinical manifestations and pathophysiological mechanisms of the Wiskott-Aldrich syndrome. J Clin Immunol. 2018;38(1):13–27.

[7] Park B, Liu GY. Staphylococcus aureus and hyper-IgE syndrome. Int J Mol Sci. 2020;21(23):9152.

[8] Nawaz S, Tariq M, Ahmad I, Malik NA, Baig SM, Dahl N, Klar J. Non-bullous congentital ichthyosiform erythroderma associated with homozygosity for a novel missense mutation in an ATP binding domain of ABCA12. Eur J Dermatol. 2012;22(2):178–81.

病例 37 项部瘢痕疙瘩性痤疮

Ghazala Butt　Muhammad Ahmad　著

胡浩然　张　凡　译

患者男性，45 岁，后颈部丘疹结节性皮损 6 个月（图 37-1）。最初皮损为红斑，伴瘙痒。局部药物治疗数月后，患者病情加重。患者主诉皮损部位干燥、粗糙，伴刺激感、疼痛感。既往曾使用过多种非处方药和自制药，均无效。

【鉴别诊断】

1. 寻常痤疮。

2. 机械性痤疮。

3. 传染性软疣。

4. 头癣。

5. 细菌性毛囊炎。

6. 脱发性毛囊炎。

7. 分割性蜂窝织炎。

8. 毛发扁平苔藓。

9. 项部瘢痕疙瘩性痤疮。

10. 毛囊性皮肤 T 细胞淋巴瘤。

11. 化脓性汗腺炎。

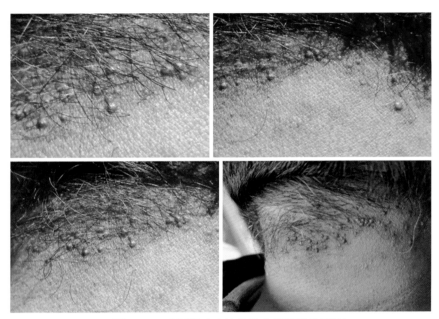

▲ 图 37-1　后颈部丘疹结节性皮损伴部分瘢痕

【诊断】

项部瘢痕疙瘩性痤疮。

【讨论】

　　项部瘢痕疙瘩性痤疮又称为瘢痕疙瘩性毛囊炎，是一种慢性炎症性皮肤病，其确切的发病机制尚不明确。目前考虑皮肤损伤和异常免疫反应有重要影响。此外，长期刺激、摩擦、穿戴坚硬衣物和外伤均可加重病情[1]。该病最常发生在黑皮肤人群中，但也常见于白皮肤人群。项部瘢痕疙瘩性痤疮通常出现于青春期后，男性发病率是女性的 20 倍。最初其表现为红斑性丘疹，继发感染后，可发展为脓疱、脓肿。长期慢性炎症会导致瘢痕和瘢痕疙瘩形成。常见受累部位为头皮枕部和后颈部[2, 3]。如果早期得到及时治疗，项部瘢痕疙瘩性痤疮的预后良好[4, 5]。

　　项部瘢痕疙瘩性痤疮的治疗需要避免机械刺激，口服和外用抗生素联合口服和外用维 A 酸类药物可能有效。病灶内注射类固醇也有良好的抗炎效果。其他治疗方法还有烧灼法和冷冻疗法。部分病例可能需要手术切除和皮肤移植。最近的激光疗法包括 Nd:YAG 1064nm 和二极管激光治疗，但疗效不一 [6]。该患者临床诊断为项部瘢痕疙瘩性痤疮，给予口服阿奇霉素，外用克林霉素和维 A 酸治疗。1 个月后，患者症状明显改善，但皮损仍存在，目前处于随访状态（图 37-1）。

关键点

- 项部瘢痕疙瘩性痤疮特征为枕部和后颈部的丘疹和脓疱。
- 项部瘢痕疙瘩性痤疮通常会有局部刺激史。

参 考 文 献

[1] Dinehart SM, Herzberg AJ, Kerns BJ, Pollack SV. Acne keloidalis: a review. J Dermatol Surg Oncol. 1989;15(6):642–7. https://doi.org/10.1111/j.1524–4725.1989.tb03603.x.

[2] Sperling LC, Homoky C, Pratt L, Sau P. Acne keloidalis is a form of primary scarring alopecia. Arch Dermatol. 2000;136(4):479–84. https://doi.org/10.1001/archderm.136.4.479.

[3] Harris H. Acne keloidalis aggravated by football helmets. Cutis. 1992;50(2):154.

[4] Alexis A, Heath CR, Halder RM. Folliculitis keloidalis nuchae and pseudofolliculitis bar-bae: are prevention and effective treatment within reach? Dermatol Clin. 2014;32(2):183–91. https://doi.org/10.1016/j.det.2013.12.001.

[5] Sattler ME. Folliculitis keloidis nuchae. WMJ. 2001;100(1):37–8.

[6] Dragoni F, Bassi A, Cannarozzo G, Bonan P, Moretti S, Campolmi P. Successful treatment of acne keloidalis nuchae resistant to conventional therapy with 1064–nm ND:YAG laser. G Ital Dermatol Venereol. 2013;148:231–2.

病例 38　阿达木单抗治疗的克罗恩病患者，出现侵袭性皮肤肿瘤

Piotr Brzezinski　Katarzyna Borowska　著
李杰成　周　城　译

患者男性，60 岁，因克罗恩病接受阿达木单抗治疗后，出现进行性加重的皮损。患者经阿达木单抗治疗 5 个月后，首次在前额发现光线性角化病的皮损（图 38-1A）。又过了 1 个月，前额出现结节状皮损。随着时间的推移，疾病不断进展。3 个月后，前额出现多个结节（图 38-1B 和图 38-2）。与此同时，由于克罗恩病复发，切除了 30cm 的回肠，并停用阿达木单抗，这导致前额中部区域的肿瘤进一步增生，并伴随大量卫星结节（图 38-2B 和 C）。该病变部位已行切除术（图 38-3）。

根据病例描述和照片，您的诊断是什么？

【鉴别诊断】

1. 圆柱瘤。

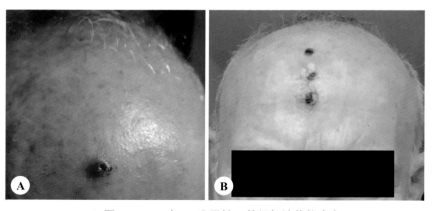

▲ 图 38-1　一名 60 岁男性，前额部结节状病变

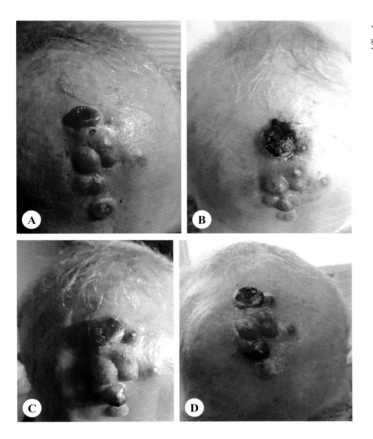

◀ 图 38-2　前额结节性病变的进展

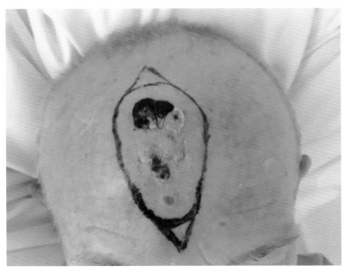

◀ 图 38-3　肿瘤切除术后

2. 结节性黑色素瘤。

3. 鳞状细胞癌。

4. 基底细胞癌。

5. 光线性角化病。

【诊断】

鳞状细胞癌。

【讨论】

肿瘤坏死因子（TNF）是一种中枢性促炎细胞因子，在多种炎症性疾病的发病中起重要作用。TNF 通过刺激 NK 细胞和 CD_8^+ T 细胞诱导癌细胞凋亡。阿达木单抗是一种人类重组 IgG1 抗 TNF 的单克隆抗体，已被批准用于治疗克罗恩病[1, 2]。

克罗恩病是一种渐进性加重的炎症性肠病。这种疾病的发病率在全球范围内逐年增加。据报道，15%～25% 的炎症性肠病发生在儿童和青少年[3]。

阿达木单抗治疗克罗恩病最常见的不良反应是头痛（27%）、上呼吸道感染（22%）、鼻咽炎（21%）、腹泻（19%）和进展为鳞状细胞癌[4-6]。

近年来，有报道称接受 TNF 抑制剂治疗的患者患皮肤恶性肿瘤的风险增加[7]。

在 Meta 分析中，随机接受抗 TNF 治疗的 15 418 人中有 130 人（0.84%）被诊断为癌症[8]。使用阿达木单抗或依那西普治疗的患者发生非黑素瘤皮肤癌的风险明显增加。

本例患者抗 TNF 治疗可能会增加患鳞状细胞癌的风险，尽管也有报道称日光暴露史也会增加患癌风险。

关键点

- 抗 TNF 治疗可能会增加患皮肤恶性肿瘤的风险。
- 建议对接受 TNF 抑制剂治疗的患者定期进行皮肤检查。

参 考 文 献

[1] Matsumoto T, Motoya S, Watanabe K, Hisamatsu T, Nakase H, Yoshimura N, Ishida T, Kato S, Nakagawa T, Esaki M, Nagahori M, Matsui T, Naito Y, Kanai T, Suzuki Y, Nojima M, Watanabe M, Hibi T, DIAMOND Study Group. Adalimumab monotherapy and a combination with azathioprine for Crohn's disease: a prospective, randomized trial. J Crohns Colitis. 2016;10(11):1259–66. https://doi.org/10.1093/ecco-jcc/jjw152. Epub 2016 Aug 26

[2] Faubion WA, Dubinsky M, Ruemmele FM, Escher J, Rosh J, Hyams JS, Eichner S, Li Y, Reilly N, Thakkar RB, Robinson AM, Lazar A. Long-term efficacy and safety of adalimumab in pediatric patients with crohn's disease. Inflamm Bowel Dis. 2017;23(3):453–60. https://doi.org/10.1097/MIB.0000000000001021. PMID: 28129288; PMCID: PMC5319394

[3] Malik TA. Inflammatory bowel disease: historical perspective, epidemiology, and risk factors. Surg Clin North Am. 2015;95(6):1105–22. https://doi.org/10.1016/j.suc.2015.07.006. Epub 2015 Sep 7

[4] Belanouane S, Hali F, Baline K, Chiheb S, Marnissi F, Hliwa W. A rare case of malignant pyoderma associated with ulcerative colitis both treated effectively with adalimumab. Our Dermatol Online. 2020;11(4):393–6. https://doi.org/10.7241/ourd.20204.16.

[5] Scheinfeld N. Adalimumab: a review of side effects. Expert Opin Drug Saf. 2005 Jul;4(4):637–41. https://doi.org/10.1517/14740338.4.4.637.

[6] Hisamatsu T, Matsumoto T, Watanabe K, Nakase H, Motoya S, Yoshimura N, Ishida T, Kato S, Nakagawa T, Esaki M, Nagahori M, Matsui T, Naito Y, Kanai T, Suzuki Y, Nojima M, Watanabe M, Hibi T, DIAMOND Study Group. Concerns and side effects of azathioprine during adalimumab induction and maintenance therapy for Japanese patients with Crohn's disease: a subanalysis of a prospective randomised clinical trial [DIAMOND Study]. J Crohns Colitis. 2019 Sep 19;13(9):1097–104. https://doi.org/10.1093/ecco-jcc/jjz030.

[7] Kouklakis G, Efremidou EI, Pitiakoudis M, Liratzopoulos N, Polychronidis AC. Development of primary malignant melanoma during treatment with a TNF-α antagonist for severe Crohn's disease: a case report and review of the hypothetical association between TNF-α blockers and cancer. Drug Des Devel Ther. 2013;7:195–9. https://doi.org/10.2147/DDDT.S41889. Epub 2013 Mar 27. PMID: 23569358; PMCID: PMC3615922

[8] Askling J, Fahrbach K, Nordstrom B, Ross S, Schmid CH, Symmons D. Cancer risk with tumor necrosis factor alpha (TNF) inhibitors: meta-analysis of randomized controlled trials of adalimumab, etanercept, and infliximab using patient level data. Pharmacoepidemiol Drug Saf. 2011 Feb;20(2):119–30. https://doi.org/10.1002/pds.2046.

病例 39 头皮特殊瘢痕

Alina Suru　Georgiana-Patricia Ogruţan　Răzvan Andrei
Sabina Andrada Zurac　Carmen Maria Sălăvăstru　著
胡浩然　张 凡　译

患者男性，16 岁，因头皮无症状的脱发区域 2 年，就诊于皮肤科门诊。患者有乳糜泻和 Asperger 综合征病史。

体格检查可见头顶部边界清晰的脱发区域，伴丘疹（图 39–1）。皮肤镜显示一淡白 – 黄色无结构区（图 39–2 和图 39–3）。实验室检查显示血清钙、磷酸盐、25– 羟维生素 D、PTH、TSH 和游离 T_4 水平正常。尿液中钙含量升高（564mg/24h，正常范围 100～300mg/24h），颅骨 X 线检查未见骨改变。

在局部麻醉下行穿刺活检。组织病理学检查显示真皮浅层和深层存在小针状至大块状成熟骨组织（图 39–4）。患者后转至小儿肾病科，采用限钙饮食。

根据病例描述和照片，您的诊断是什么？

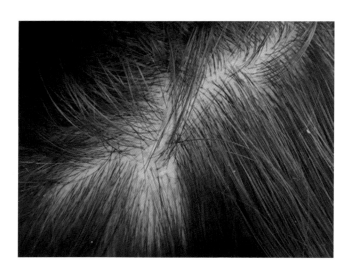

◀ 图 39–1 头顶部有一秃斑，伴红斑、界限分明的 **5mm 丘疹**

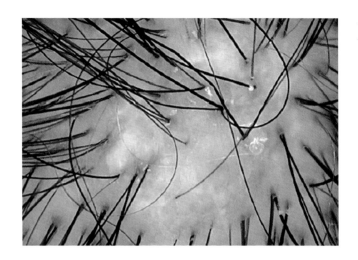

◀ 图 39-2　皮肤镜显示乳红色和淡黄色无结构区（**30×**）

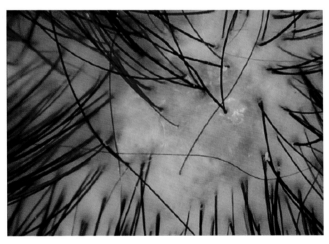

◀ 图 39-3　皮肤镜显示乳红色和淡黄色无结构区（**20×**）

【鉴别诊断】

1. 皮肤骨瘤。
2. 皮肤钙质沉着症。
3. 皮样囊肿。
4. 瘢痕疙瘩。
5. 毛母质瘤。

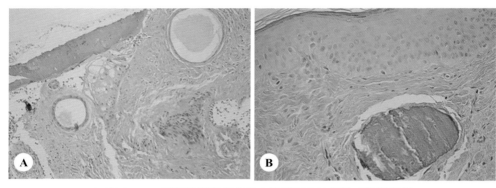

▲ 图 39-4　病理显示真皮内有小针状至大块状的成熟骨组织
A. HE 染色，200×；B. HE 染色，400×

【诊断】

皮肤骨瘤。

【讨论】

皮肤骨瘤是一种良性的、罕见皮肤病，其特征为皮下组织或真皮深层的骨形成。该病可能发生在任何年龄，可能是原发性的，也有可能是继发性的。

原发性皮肤骨瘤常为新发，无预先存在的其他疾病，其可以是一种独立的疾病，也有可能与 Albright 遗传性骨营养不良、进行性骨化性纤维发育不良、进行性骨发育不良和 Gardner 综合征等相关。

继发性皮肤骨瘤占皮肤骨瘤病例的 85%，其进展与潜在疾病有关，如炎症性皮肤病、肿瘤、创伤、恶性肿瘤和瘢痕。寻常痤疮是继发性皮肤骨瘤最常见的原因。

皮肤骨瘤的皮损可表现为丘疹、斑块、结节或浸润性（1～4mm）斑块[1]。

皮肤骨瘤组织病理学特征是皮下组织或真皮深层通过膜性骨化过程形成的骨质。骨骼因此形成一个成熟的板层骨结节，其中包含成骨细胞，但很少有破骨细胞、结缔组织及成熟脂肪细胞，偶尔可以看到骨髓成分。

皮肤骨瘤主要治疗方式为手术切除。如患者有遗传史，就更易复发[2]。

该类患者需与皮肤钙化症相鉴别。与皮肤骨瘤不同的是，皮肤钙质沉着症的特征是缺乏类骨质的钙盐沉积。钙化皮损表现为可触及的结节，其形状和大小随皮肤钙化症亚型的不同而变化。也可能引起疼痛进而导致功能障碍。皮肤钙化症有 5 种亚型：营养不良型、转移型、特发型、医源型和钙化反应型[3, 4]。

营养不良型与组织损伤有关，是最常见的类型。该型与各种结缔组织疾病有关，如系统性硬化病、皮肌炎、混合性结缔组织病等，这些疾病可诱发组织损伤，为钙化创造有利环境。

转移型是由于钙或磷酸盐水平升高所致。

特发型包括阴囊特发性钙化结节、表皮下钙化结节和肿瘤性钙化症。此类型无潜在组织损伤或异常实验室值。

医源型钙化症是由于使用含钙和含磷酸盐制剂后皮肤内钙盐沉淀所致。

钙化反应型涉及中小型血管，伴有血管钙化和皮肤坏死，并与慢性肾功能衰竭和透析有关[2, 4]。

皮肤骨瘤的治疗难度较大，如何治疗取决于病因。对于微小和局部的皮损可选择手术治疗，如皮损较多则可选用药物治疗[5]。

另外需要与之鉴别的是皮样囊肿，皮样囊肿通常表现为一个离散的皮下结节。皮样囊肿是外胚层组织在发育过程中沿胚胎融合面分离所致[6]，直径为 1～4cm，通常发生在眼周，但也有可能发生于头皮。囊肿壁厚，内衬复层状鳞状上皮，可包含其他典型的皮肤结构，如毛发、皮脂腺、小汗腺、大汗腺和平滑肌。治疗方法是手术切除。术前可能需要采用影像学检查以排除其与中枢神经系统之间的联系[7]。

此外，还需要与毛母质瘤相鉴别，毛母质瘤又名 Malherbe 钙化上皮瘤，是一种毛囊基质的良性肿瘤，表现为孤立的肤色或淡蓝色结节。综合征型（强直性肌营养不良、Turner 综合征、Gardner 综合征）的毛母质瘤可能出现多发皮损。毛母质瘤可能出现在任何毛发表面，但 70% 发生于头颈部。毛母质瘤的组织病理学特征为含有基底样基质细胞、鬼影细胞的上皮细胞岛，或者具有嗜酸性细胞质的无核细胞，异物巨细胞和钙化。在不出现症状的情况下，该皮损不需要治疗[8]。

最后，需要与瘢痕疙瘩鉴别。瘢痕疙瘩是由于皮肤损伤或刺激到达网状真皮层后，组织愈合过程中的异常反应引起的。临床上，它们表现为隆起、坚硬的瘢痕，其中含有过量的胶原蛋白；通常在损伤的4~8周后，Ⅲ型胶原蛋白会被Ⅰ型胶原蛋白所取代。瘢痕疙瘩会超出原伤口边界，通常不会自行消退，且切除后易复发[9]。

关键点

- 皮肤骨瘤是指真皮和（或）皮下组织中的骨形成。
- 皮肤骨瘤可以是原发性的，但更多时候是继发性的。
- 皮肤骨瘤最常见的部位包括面部（女性）和头皮（男性）。
- 皮肤骨瘤是一种预后良好的良性肿瘤。

参 考 文 献

[1] Ward S, Sugo E, Verge CF, Wargon O. Three cases of osteoma cutis occurring in infancy. A brief overview of osteoma cutis and its association with pseudo-pseudohypoparathyroidism. Australas J Dermatol. 2011;52(2):127–31. https://doi.org/10.1111/j.1440–0960.2010.00722.x.

[2] Rongioletti F, Barnhill RL. Deposition disorders. In: Barnhill RL, Crowson AN, Magro CM, Piepkorn MW, editors. Dermatopathology. 3th ed. New York: McGraw Hill Education; 2010. p. 362–86.

[3] Kroshinski D, Fairley JA. Calcifying and ossifying disorders of the skin. In: Bolognia J, Schaffer J, Cerroni L, editors. Dermatology. 4th ed. Philadelphia, PA: Elsevier; 2018. p. 784–92.

[4] Le C, Bedocs PM. Calcinosis cutis. In: StatPearls. Treasure Island (FL): StatPearls Publishing; 2020.

[5] Valenzuela A, Chung L. Calcinosis: pathophysiology and management. Curr Opin Rheumatol. 2015;27(6):542–8. https://doi.org/10.1097/BOR.0000000000000220.

[6] Antaya RJ, Schaffer J. Developmental anomalies. In: Bolognia J, Schaffer J, Cerroni L, editors. Dermatology. 4th ed. Philadelphia, PA: Elsevier; 2018. p. 1055–73.

[7] Stone MS. Cysts. In: Bolognia J, Schaffer J, Cerroni L, editors. Dermatology. 4th ed. Philadelphia, PA: Elsevier; 2018. p. 1917–29.

[8] McCalmont TH, Pincus LB. Adnexal neoplasms. In: Bolognia J, Schaffer J, Cerroni L, editors. Dermatology. 4th ed. Philadelphia, PA: Elsevier; 2018. p. 1930–52.

[9] Berman B, Maderal A, Raphael B. Keloids and hypertrophic scars: pathophysiology, classi-fication, and treatment. Dermatol Surg. 2017;43(Suppl 1):S3–S18. https://doi.org/10.1097/DSS.0000000000000819.

病例 40　急性头痛和下颌疼痛

Jianbo Tong　Zhibin Zhang　Qingqing Huang　Zhezhang Liu
Wenshan Huang　Li Chen　Xianwei Cao　著
路永红　译

患者女性，73 岁，急性头痛和下颌疼痛 3 周。患者接受口服布洛芬治疗，但疼痛未缓解。患者有脑梗死病史，在就诊前 4 年确诊。

体格检查显示体温 37℃，脉搏 62 次 / 分，血压 108/64mmHg。双侧颞动脉扩张，触诊有压痛（图 40-1）。

初步的实验室检查结果显示：白细胞计数 12.06×10^9/L（中性粒细胞 83.2%，淋巴细胞 6.7%，单核细胞 7.7%，嗜酸性粒细胞 2.3%），血红蛋白 101g/L，血小板计数 307×10^9/L，红细胞沉降率和 C 反应蛋白浓度分别为 102mm/h 和 225.34mg/L。血清细胞因子水平显示：IL-6 为 106.14pg/mL，γ- 干扰素为 35.40pg/ml。颞动脉浅表彩色多普勒超声显示动脉壁增厚不均（图 40-2）。头颅磁共振成像显示轻度脑缺血。

根据病例描述和照片，您的诊断是什么？

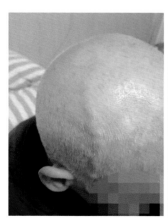 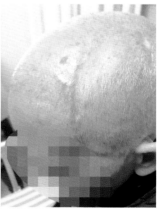

◀ 图 40-1　一名 73 岁女性，双侧颞动脉扩张

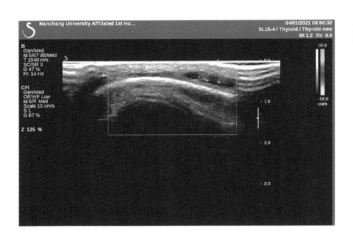

◀ 图 40-2　左颞动脉彩色多普勒超声显示动脉壁增厚

【鉴别诊断】

1. 巨细胞性动脉炎。

2. 神经痛。

3. 带状疱疹。

【诊断】

巨细胞性动脉炎。

【讨论】

巨细胞性动脉炎是一种系统性肉芽肿性血管炎，通常影响 50 岁以上的老年人[1]。该病在亚洲人中极为罕见。巨细胞性动脉炎的典型特征包括头痛、发热、视力减退和肌痛[2, 3]。

巨细胞性动脉炎的诊断通常基于临床症状、实验室或影像学检查及组织学检查结果。1990 年美国风湿病学会制定了巨细胞性动脉炎的诊断标准[4]。患者应符合以下至少 3 项：年龄≥50 岁；新发局限性头痛；颞动脉压痛或脉搏减弱；红细胞沉降率≥50mm/h；颞动脉阳性活检显示单核细胞浸润或伴有多核巨细胞的肉芽肿过程。尽管活检是诊断巨细胞性动脉炎的金标准，但对确诊是非必需的。

当怀疑巨细胞性动脉炎时，临床指南推荐快速开始皮质类固醇治疗。

该患者被诊断为巨细胞性动脉炎。患者每日静脉注射甲泼尼龙 60mg，持续 7 天，炎症标志物减少。对照实验室检查显示白细胞计数为 10.32×10^9/L（中性粒细胞 72%、淋巴细胞 12.7%、单核细胞 6% 和嗜酸性粒细胞 0.4%），血红蛋白为 95g/L，血小板计数为 406×10^9/L，红细胞沉降率和 C 反应蛋白浓度分别为 93mm/h 和 34.75mg/L。血清细胞因子水平显示 IL-6 为 20.73pg/ml，γ- 干扰素为 1.16pg/ml。继续口服泼尼松 60mg/d 治疗。患者头痛和下颌疼痛完全缓解。

关键点

- 巨细胞性动脉炎的特征为头痛、发热、视力丧失和肌痛。
- 如果发生巨细胞性动脉炎，需要快速启动皮质类固醇治疗。

参 考 文 献

[1] Zarar A, et al. Internal carotid artery stenosis associated with giant cell arteritis: case report and discussion. J Vasc Interv Neurol. 2014;7(5):24–7.

[2] Pereira LS, et al. Giant cell arteritis in Asians: a comparative study. Br J Ophthalmol. 2011;95(2): 214–6.

[3] Kale N, Eggenberger E. Diagnosis and management of giant cell arteritis: a review. Curr Opin Ophthalmol. 2010;21(6):417–22.

[4] Hunder GG, et al. The American College of Rheumatology 1990 criteria for the classification of giant cell arteritis. Arthritis Rheum. 1990;33(8):1122–8.

病例 41　头皮外生出血性结节

Uwe Wollina　著

皮龙泉　王　萍　译

患者男性，88 岁，因头皮外生出血性结节就诊于皮肤科。既往有头皮鳞状细胞癌伴区域癌化，以及 2 型糖尿病、肾功能不全、房室传导阻滞并植入起搏器、高血压、甲状腺功能减退症、膝关节病等病史，曾在第二次世界大战期间行部分肺组织切除术。

体格检查见头皮一巨大肿瘤伴出血，质地坚硬（图 41-1）。行头皮肿物完整切除术（切口距离肿物边缘约 2cm），并用网状植皮修复缺损，伤口愈合顺利（图 41-2）。组织病理检查示结缔组织源性肿瘤伴梭形细胞（图 41-3）；肿瘤厚度为 18mm；梭形病变显示细胞核多形性和异型性，肿瘤细胞阳性表达波形蛋白、CD68 及部分平滑肌肌动蛋白；可见大量典型有丝分裂象；肿瘤富含血管。随访 24 个月无复发。

根据病例描述和照片，您的诊断是什么？

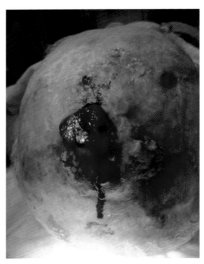

▲ 图 41-1　头皮出血性外生结节，周围被区域癌化包围

【鉴别诊断】

1. 梅克尔细胞癌。

2. 基底细胞癌。

3. 非典型纤维黄瘤。

4. 多形性真皮肉瘤。

5. 鳞状细胞癌。

【诊断】

非典型纤维黄瘤。

【讨论】

该患者因头皮区域癌化，已接受皮肤科医生多年的治疗。曾被诊断为光线性角化病或原位癌。两年前，曾确诊为鳞状细胞癌并行手术切除治疗。因此，结合病史，首先考虑该患者为鳞状细胞癌[1]。

然而，该患者组织学检查示结缔组织源性肿瘤伴梭形细胞（图 41-3），肿瘤厚度为 18mm。梭形细胞表现出细胞及细胞核的多形性；肿瘤细胞表达波形蛋

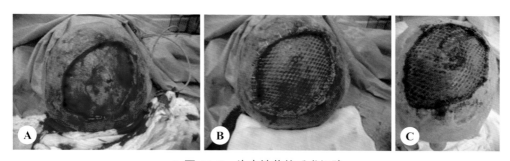

▲ 图 41-2　头皮结节的手术切除

A. 头皮大面积切除后的缺损；B. 网状植皮；C. 术后 7 天，移植稳定，接受率 100%

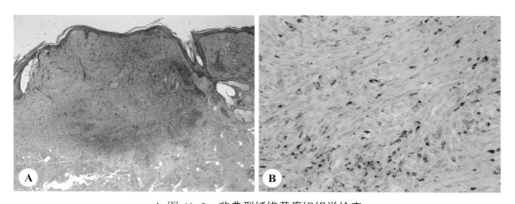

▲ 图 41-3　非典型纤维黄瘤组织学检查

A. 真皮肿瘤，未侵袭皮下组织（苏木精 - 伊红染色，2×）；B. CD68 免疫过氧化物酶染色（20×）

白、CD68 及部分平滑肌的肌动蛋白，可见大量有丝分裂象，肿瘤富含血管。基于以上组织学检查，可诊断为非典型纤维黄瘤。

非典型纤维黄瘤是一种罕见的间充质瘤，其特征是快速的外生性生长，其上覆盖的表皮常发生溃疡。非典型纤维黄瘤患者的平均年龄约为 80 岁，肿瘤通常发生在身体日光暴露部位，男性较女性更容易受到影响。组织学上，非典型纤维黄瘤是由数量不等的大组织细胞样细胞、增大的梭形细胞和上皮样细胞，以及多核巨细胞组成真皮肿瘤，边界清楚 [2, 3]。

非典型纤维黄瘤的首选治疗是安全切缘为 2cm 的完整手术切除。另外，也可以选择 Mohs 手术 [4]。

关键点

- 非典型纤维黄瘤是一种罕见的、好发于老年人的间充质肿瘤。
- 非典型纤维黄瘤一般局限于头部和颈部。
- 非典型纤维黄瘤常表现为快速生长和溃疡 / 出血，但其临床特征无特异性。
- 首选治疗是完整手术切除。
- 非典型纤维黄瘤患者常并发其他皮肤癌，建议定期随访。

参 考 文 献

[1] Leibovitch I, Huilgol SC, Selva D, Hill D, Richards S, Paver R. Cutaneous squamous cell carcinoma treated with Mohs micrographic surgery in Australia I. Experience over 10 years. J Am Acad Dermatol. 2005;53(2):253–60.

[2] Mentzel T, Requena L, Brenn T. Atypical fibroxanthoma revisited. Surg Pathol Clin. 2017;10(2):319–35.

[3] Bitel A, Schönlebe J, Krönert C, Wollina U. Atypical fibroxanthoma: an analysis of 105 tumors. Dermatol Ther. 2020;33(6):e13962.

[4] Wollina U, Schönlebe J, Ziemer M, Friedling F, Koch A, Haroske G, Kaatz M, Simon JC. Atypical fibroxanthoma: a series of 56 tumors and an unexplained uneven distribution of cases in southeast Germany. Head Neck. 2015;37(6):829–34.

病例 42   多发肿瘤，出血性头皮溃疡

Uwe Wollina   著
李杰成   周   城   译

患者男性，90 岁，因头皮溃疡伴异味、出血而被转至急诊科。该患者患有结肠癌、服苯达斯汀治疗的慢性 B 淋巴细胞白血病、头部区域癌化、肿瘤相关性贫血、血小板减少、臀部压疮 III 级和急性尿路感染。

体格检查示大片头皮溃疡上有活体生物（图 42-1）。机械去除蛆虫后可见一个明显的溃疡性肿瘤（图 42-2）。

根据病例描述和照片，您的诊断是什么？

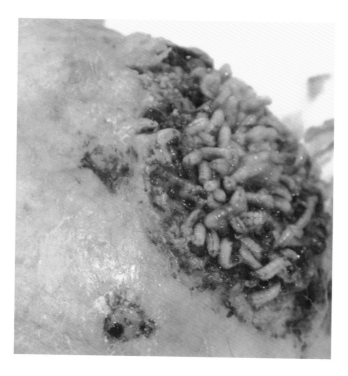

◀ 图 42-1   伴活体动物寄生的头皮溃疡

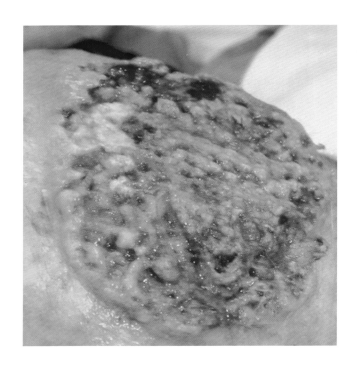

◀ 图 42-2　清除蛆虫后的干净创面

【鉴别诊断】

1. 蝇蛆病。

2. 神经性溃疡。

3. 利什曼病。

4. 溃疡性鳞状细胞癌。

5. 继发性皮肤慢性 B 淋巴细胞白血病。

【诊断】

鳞状细胞癌伴蝇蛆病。

【讨论】

蛆虫疗法或生物外科疗法在 20 世纪初已经成为一种常规的医疗方法，但在抗生素发明后被遗弃了。20 世纪之交，用生物被膜清洁坏死性伤口的疗法得到了复兴，如治疗糖尿病足部溃疡或压疮[1]。

该患者的寄生虫感染是偶然的，称为蝇蛆病。蝇蛆病有继发细菌感染的风险，包括败血症和出血。以人体重要组织为食的蛆虫会造成严重的组织损伤、炎症和疼痛[2]。皮肤癌伴蝇蛆病鲜有报道[3]，为了避免此类患者进一步出血和感染[4, 5]，应使用机械方法将蛆虫取出。

由于该患者的全身状况不佳，未对鳞状细胞癌采取进一步的治疗，其下一步只能姑息治疗。

关键点

- 蝇蛆病是一种蛆虫寄生疾病。
- 蛆虫可能会导致出血、炎症和继发细菌感染。因此，应使用机械方法将蛆虫清除。

参 考 文 献

[1] Wollina U, Karte K, Herold C, Looks A. Biosurgery in wound healing—the renaissance of maggot therapy. J Eur Acad Dermatol Venereol. 2000;14(4):285–9.

[2] Bernhardt V, Finkelmeier F, Verhoff MA, Amendt J. Myiasis in humans—a global case report evaluation and literature analysis. Parasitol Res. 2019;118(2):389–97.

[3] Lysaght TB, Wooster ME, Jenkins PC, Koniaris LG. Myiasis-induced sepsis: a rare case report of *Wohlfahrtiimonas chitiniclastica* and *Ignatzschineria indica* bacteremia in the continental United States. Medicine (Baltimore). 2018;97(52):e13627.

[4] Wollina U. Myiasis on squamous cell carcinoma of skin. Wien Med Wochenschr. 2015;165(3–4):79–82.

[5] Lo SY, Teah MK, Ho YZ, Yeap TB. Perioperative challenges in managing a patient with COVID-19 undergoing debridement for massive scalp myiasis. BMJ Case Rep. 2021;14(2):e241189.

病例 43　头皮慢性糜烂性和脓性皮损

Uwe Wollina　著

刘青武　林文君　杨顶权　译

患者女性，88 岁，因头皮慢性溃疡性皮损就诊于皮肤科（图 43-1）。皮损无疼痛、瘙痒。患者在养老院居住了长达 10 年。

体格检查显示头皮一处边界模糊的溃疡，伴脱发，最大直径约为 5.4cm，溃疡周围可见皮肤萎缩。

采用旋转皮肤瓣切除术对肿瘤进行完全切除（图 43-2）。愈合效果一般。组织学显示无浸润性癌的证据，但可见角层下脓疱、表皮萎缩及糜烂。

根据病例描述和照片，您的诊断是什么？

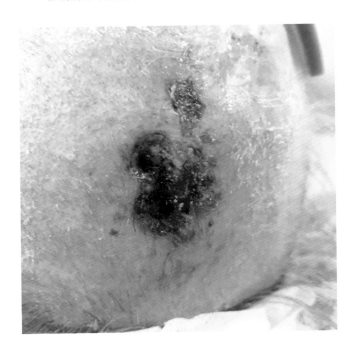

◀ 图 43-1　头皮慢性溃疡性皮损，边界模糊。可见脱发和萎缩

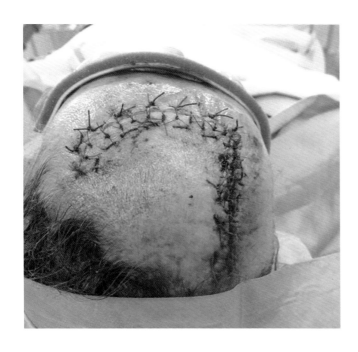

◀ 图 43-2　采用旋转皮肤瓣手术完全切除皮损

【鉴别诊断】

1. 鳞状细胞癌。

2. 基底细胞癌。

3. 抠皮综合征。

4. 头皮慢性萎缩性皮病。

5. 溃疡性带状疱疹。

【诊断】

头皮慢性萎缩性皮病。

【讨论】

头皮慢性萎缩性皮病，又称头皮糜烂性脓疱性皮病，是一种罕见的非感染性、炎症性疾病。1979 年，Pye 等首次报道了该病[1]。该病好发于老年人，但某些药物和外伤可诱发年轻患者发生类似皮损。

临床表现为脓疱、结痂及侵蚀性头皮皮损，伴瘢痕性脱发。主要鉴别诊断鳞状细胞癌和其他皮肤恶性肿瘤。

一线治疗包括外用超强效皮质类固醇激素，并通常与局部抗生素联合使用。外用他克莫司可能是一种替代方案，但其使用将超出说明书范围。此外，他克莫司应用于开放性伤口可能导致意外的高全身浓度，进而增加肾衰竭风险[2]。光动力疗法可能有效，但其也被描述为触发因素[3]。

对于顽固性皮损和组织学不明确的病例，建议进行手术以完整切除[4]。

关键点
- 头皮慢性萎缩性皮病是一种罕见的非感染性炎症性疾病。
- 该病多见于老年患者。
- 首选治疗方案为外用超强效皮质类固醇激素。

参 考 文 献

[1] Pye RJ, Peachey RD, Burton JL. Erosive pustular dermatosis of the scalp. Br J Dermatol. 1979;100(5):559–66.

[2] Wollina U. Letter to the editor: temporary renal insufficiency associated with topical tacrolimus treatment of multilocal pyoderma gangrenosum. J Dermatol Case Rep. 2013;7(3):106–7.

[3] Starace M, Alessandrini A, Baraldi C, Piraccini BM. Erosive pustular dermatosis of the scalp: challenges and solutions. Clin Cosmet Investig Dermatol. 2019;12:691–8.

[4] Semkova K, Tchernev G, Wollina U. Erosive pustular dermatosis (chronic atrophic dermatosis of the scalp and extremities). Clin Cosmet Investig Dermatol. 2013;6:177–82.

病例 44　脑瘫患儿的"摇篮帽"

Ni Luh Putu Ratih Vibriyanti Karna　Prima Sanjiwani Saraswati Sudarsa
Marrietta Sugiarti Sadeli　著
郑景文　译

患儿男性，3 岁，亚裔，因头皮红斑伴有油腻肥厚的白色、淡黄色鳞屑就诊于皮肤性病科。该患儿患痉挛性脑瘫和全面发育迟缓。外用皮质类固醇和抗真菌药物治疗有效，但仍有复发。

体格检查可见多个界限清楚、大小不一的红色斑块，大部分斑块覆盖有油腻肥厚的白色、淡黄色鳞屑（图 44-1）。皮肤镜检查显示分枝状血管，非典型血管，肥厚白色、淡黄色鳞屑（图 44-2）。在氢氧化钾（KOH）检查中，发现真菌孢子。

根据病例描述和照片，您的诊断是什么？

【鉴别诊断】

1. 头癣。
2. 脂溢性皮炎。
3. 脂溢性银屑病。
4. 特应性皮炎。
5. 刺激性接触性皮炎。

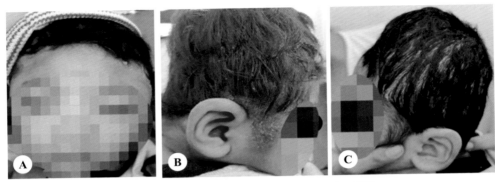

▲ 图 44-1　A 至 C. 全头皮覆盖红色斑块和鳞屑

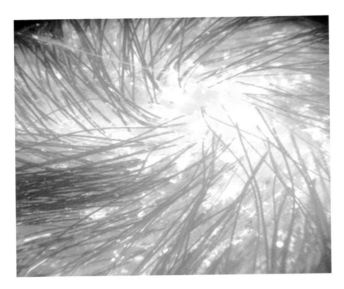

◀ 图 44-2　皮肤镜检查可见红斑和淡黄色、淡白色鳞屑

【诊断】

脂溢性皮炎。

最终诊断为脂溢性皮炎。治疗方案为 2% 酮康唑洗剂，每周 2 次，0.25% 去羟米松 + 2% 酮康唑乳膏混合外用，每日 2 次。好转后（2 周后），改为 2% 酮康唑洗剂，每周 1 次，2.5% 氢化可的松 +2% 酮康唑乳膏混合外用，每日 2 次。

【讨论】

脂溢性皮炎在普通人群中的影响高达42%。主要见于3个年龄组：2周—12月龄婴儿；青春期少儿；30—60岁的成年人[1, 2]。在所有年龄组中，男性的发病率均高于女性（3.0%：2.6%）。

提示脂溢性皮炎可能与雄激素等性激素有关[3, 4]。在小于3月龄的婴儿中，脂溢性皮炎主要累及头皮（称为"摇篮帽"）、面部和尿布区[5-8]。

一些危险因素在脂溢性皮炎的发生中起作用。该病的确切发病机制尚未完全阐明，目前认为与马拉色菌、免疫异常、皮脂腺分泌活性和个体易感性有关[2, 5]。

脂溢性皮炎与神经和精神疾病相关，例如，引起面部不动和皮脂堆积的神经系统疾病都与脂溢性皮炎相关[6, 7]。这种共存的病理生理学机制是复杂的。神经内分泌活动对皮脂腺和脂溢性皮炎有重要影响[9, 10]。此外，交感神经调节异常可能会改变免疫反应，从而促进了马拉色菌的生长[11]。

脂溢性皮炎通常根据临床表现进行诊断。如果"摇篮帽"持续超过12个月，则应排除其他诊断。马拉色菌的显微镜检查显示可见出芽酵母菌和孢子，无菌丝[12]。

脂溢性皮炎的治疗包括抗真菌药物和抗炎药物。唑类抗真菌药物对马拉色菌具有有效的生长抑制作用，并具有抗炎作用[3]。重症病例可外用低效或中效皮质类固醇激素[13]。

该患者诊断为与脑瘫相关的脂溢性皮炎。

关键点

- 脂溢性皮炎是一种常见的影响成人和婴儿的慢性疾病。
- "摇篮帽"是婴儿脂溢性皮炎的一种表现形式。
- "摇篮帽"是自限性疾病；如果超过12月龄后皮损仍然存在，则应排除其他可能诊断。

参 考 文 献

[1] Suh DH. Seborrheic dermatitis. In: Kang S, Amagai M, Bruckner AL, Enk AH, Margolis DJ, McMichael AJ, Orringer JS, editors. Fitzpatrick's dermatology in general medicine. 9th ed. New York: McGraw Hill Companies; 2019. p. 428–37.

[2] Wikramanayake TC, Borda LJ, Miteva M, Paus R. Seborrheic dermatitis—looking beyond Malassezia. Exp Dermatol. 2019;28:991–1001.

[3] Sampaio AL, Mameri AC, Vargas TJ, Ramos-e-Silva M, Nunes AP, et al. Seborrheic dermatitis. An Bras Dermatol. 2011;86:1061–71.

[4] Naldi L, Rebora A. Clinical practice. Seborrheic dermatitis. N Engl J Med. 2009;360:387–96.

[5] Borda LJ, Wikramanayake TC. Seborrheic dermatitis and dandruff: a comprehensive review. J Clin Investig Dermatol. 2015;3(2):1–22.

[6] Schwartz RA, Janusz CA, Janniger CK. Seborrheic dermatitis: an overview. Am Fam Physician. 2006;74:125–30.

[7] Dessinioti C, Katsambas A. Seborrheic dermatitis: etiology, risk factors, and treatments: facts and controversies. Clin Dermatol. 2013;31:343–51.

[8] Foley P, Zuo Y, Plunkett A, Merlin K, Marks R. The frequency of common skin conditions in preschool-aged children in Australia: seborrheic dermatitis and pityriasis capitis (cradle cap). Arch Dermatol. 2003;139:318–22.

[9] Mastrolonardo M, Diaferio A, Logroscino G. Seborrheic dermatitis, increased sebum excretion, and Parkinson's disease: a survey of (im) possible links. Med Hypotheses. 2003;60:907–11.

[10] Bilgili SG, Akdeniz N, Karadag AS, Akbayram S, Calka O, et al. Mucocutaneous disorders in children with down syndrome: case-controlled study. Genet Couns. 2011;22:385–92.

[11] Ijaz N, Fitzgerald D. Seborrhoeic dermatitis. Br J Hosp Med. 2017;78(6):C88–91.

[12] Thayikkannu AB, Kindo AJ, Veeraraghavan M. Malassezia-can it be ignored? Indian J Dermatol. 2015;60(4):332–9.

[13] Gary G. Optimizing treatment approaches in seborrheic dermatitis. J Clin Aesthet Dermatol. 2013;6(2):44–9.

病例 45　毁容性头皮皮损

Amr M. Ammar　Shady M. Ibrahim　Mohamed L. Elsaie　著
刘青武　吕书影　杨顶权　译

患者女性，65 岁，头皮毁容性皮损病史 5 史，同时伴有脱发。

体格检查显示边界不清的红斑区域，伴脱发和鳞屑（图 45-1）。

皮肤镜下可见大的角化性黄点征，从黄点征中穿出的放射状细分枝状血管（又称"黄点征内的红蜘蛛"），毛囊间细小的鳞屑，缺少毛囊开口的白色区域（图 45-2）。进一步进行了皮肤镜引导下活检（图 45-3）。

根据病例描述、临床表现和皮肤镜照片，您的诊断是什么？

【鉴别诊断】

1. 斑秃。

2. 毛发扁平苔藓。

3. 盘状红斑狼疮。

4. 分割性蜂窝织炎。

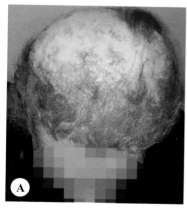
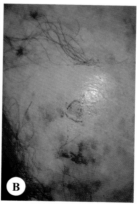

◀ 图 45-1　边界不清的脱发红斑区域，伴鳞屑

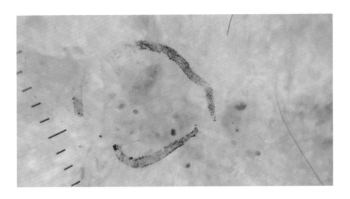

◀ 图 45-2　大的角化性黄点征，伴放射状细分枝状血管从黄点征中穿出。可见红点征

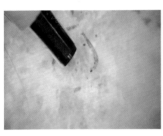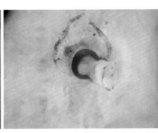

◀ 图 45-3　皮肤镜引导下活检

【诊断】

盘状红斑狼疮。

【讨论】

盘状红斑狼疮是皮肤红斑狼疮最常见的亚型。该病常根据临床表现诊断。然而，在某些情况下，为了区分盘状红斑狼疮与其他炎性、感染性或肿瘤性疾病，需要进行活检[1]。

皮肤镜是提高术前评估色素性皮肤肿瘤诊断准确性的实用工具[2]，也用于诊断非色素性肿瘤和炎症性皮肤病[3]。皮肤镜和视频皮肤镜已被证明是鉴别盘状红斑性狼疮和其他瘢痕性脱发如毛发扁平苔藓的有效方法[4, 5]。

盘状红斑性狼疮最常见的皮肤镜诊断标准为毛周白色晕、毛囊角栓和毛细血管扩张。在晚期皮损中可见缺乏毛囊开口的白色区域[6, 7]。

皮肤镜检查有助于选择最佳活检部位，不宜从瘢痕区域进行活检[8]。该患者经组织病理学检查证实了盘状红斑狼疮的初步诊断。

关键点

- 盘状红斑狼疮是皮肤红斑狼疮最常见的亚型。
- 皮肤镜是提高盘状红斑狼疮诊断准确性的有效工具。
- 瘢痕性脱发患者，不宜从瘢痕区域进行活检。

参 考 文 献

[1] James WD, Berger T, Elston D. Psoriasis. In: Odom RB, James WD, Berger T, editors. Andrews' diseases of the skin. Clinical dermatology. 10th ed. Amsterdam: Elsevier, WB Saunders; 2006. p. 157–60.

[2] Argenziano G, Soyer HP, Chimenti S, et al. Dermoscopy of pigmented skin lesions: results of a consensus meeting via the internet. J Am Acad Dermatol. 2003;48:679–93.

[3] Lallas A, Kyrgidis A, Tzellos T, et al. Accuracy of dermoscopic criteria for the diagnosis of psoriasis, dermatitis, lichen planus and pityriasis rosea. Br J Dermatol. 2012;166:1198–205.

[4] Ross EK, Vincenzi C, Tosti A. Videodermoscopy in the evaluation of hair and scalp disorders. J Am Acad Dermatol. 2006;55:799–806.

[5] Tosti A, Torres F, Misciali C, et al. Follicular red dots: a novel dermoscopic pattern observed in scalp discoid lupus erythematosus. Arch Dermatol. 2009;145:1406–9.

[6] Elston DM, McCollough ML, Warschaw KE, Bergfeld WF. Elastic tissue in scars and alopecia. J Cutan Pathol. 2000;27:147–52.

[7] Fabbri P, Amato L, Chiarini C, et al. Scarring alopecia in discoid lupus erythematosus: a clinical, histopathologic and immunopathologic study. Lupus. 2004;13:455–62.

[8] Miteva M, Tosti A. Dermoscopy guided scalp biopsy in cicatricial alopecia. J Eur Acad Dermatol Venereol. 2013;27(10):1299–303.

病例 46 头皮分割性毛囊炎

Qaira Anum Tofrizal Dwi Sabtika Julia Sherly Birawati 著

李中明 杜旭峰 译

患者男性，17 岁，印度尼西亚人，因头皮疼痛性结节并伴有瘢痕性脱发就诊于皮肤病与性病科。皮损首先出现在顶部，随后蔓延至枕部。该患者同时患有聚合性痤疮和肥胖症。有吸烟史。

体格检查示患者顶部和枕部头皮可见疼痛性、多发性、波动性及融合性结节，并伴有瘢痕性脱发（图 46-1）。细菌培养可见表皮葡萄球菌。组织病理学检查示皮下广泛的炎症浸润，同时累及真皮上部毛囊周围及皮脂腺周围，皮下脂肪组织坏死（图 46-2）。

根据病例描述、临床表现、组织病理学检查及细菌培养结果，该患者确诊为分割性蜂窝织炎。给予患者皮损内注射曲安奈德注射液（10mg/ml），每 4 周一次；口服环丙沙星（500mg），每日 2 次。治疗 3 个月后随访，临床改善良好，可见毛发再生（图 46-3）。治疗过程中患者耐受性良好，随访期间未发现不良反应。

【鉴别诊断】

1. 分割性毛囊炎。
2. 脱发性毛囊炎。
3. 瘢痕疙瘩。
4. 圆柱瘤。

【诊断】

分割性蜂窝织炎。

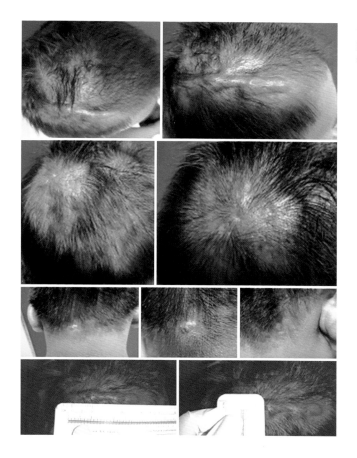

▲ 图 46-1　顶部和枕部头皮多发性、波动性、融合性结节，并伴瘢痕性脱发

【讨论】

分割性蜂窝织炎是一种罕见的慢性化脓性疾病，主要发生于 10—17 岁的黑色皮肤年轻男性。该病属于毛囊闭锁三联征。分割性蜂窝织炎的发病机制可能与毛囊闭锁、雄激素、皮脂溢出、继发性细菌感染和宿主对细菌抗原的异常反应有关。此外，吸烟、肥胖、高碳水化合物饮食和湿度等环境因素也起到了一定的作用[1-4]。

分割性蜂窝织炎发病部位常位于头顶部和枕部。特征是波动性、疼痛性的化脓性结节，脓肿和带有化脓性分泌物的窦道形成。慢性和复发的病程会导致瘢痕性脱发[1-6]。

分割性蜂窝织炎的早期病理学特征包括毛囊内和毛囊周围中性粒细胞浸润

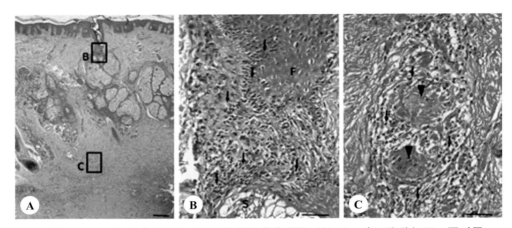

▲ 图 46-2　A. 组织病理示在皮下见弥漫性炎症浸润（框 C），皮下脂肪坏死，同时累及真皮上部的毛囊周围区域（框 B）和皮脂腺周围，表现为混合炎性细胞浸润；B. 主要由淋巴细胞（箭）、中性粒细胞和部分浆细胞组成；毛囊上皮（F）和皮脂腺周围（S）炎性细胞浸润；C. 含有组织细胞和巨细胞的肉芽肿（箭头）
图 A 中的框 B 和框 C 分别表示（B）和（C）区域。HE 染色，标尺长度：A. 500μm，B 和 C. 100μm

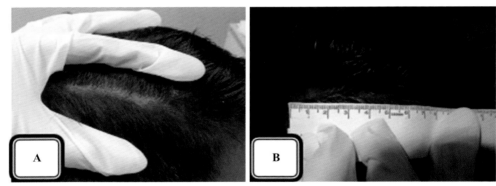

▲ 图 46-3　临床改善
A. 初始治疗后 2 个月；B. 初始治疗后 3 个月

伴毛囊闭锁，同时伴有淋巴细胞、浆细胞、嗜酸性粒细胞和巨细胞浸润[1, 6]。在疾病进展期，典型的表现是鳞状上皮形成的窦道，毛囊破坏，毛囊周围和真皮深部脓肿[1]。

对于分割性蜂窝织炎的最佳治疗方法尚无共识[6]。Chaw-Ning 等提出了基于疾病严重程度和活动性的治疗流程（图 46-4）[7]。

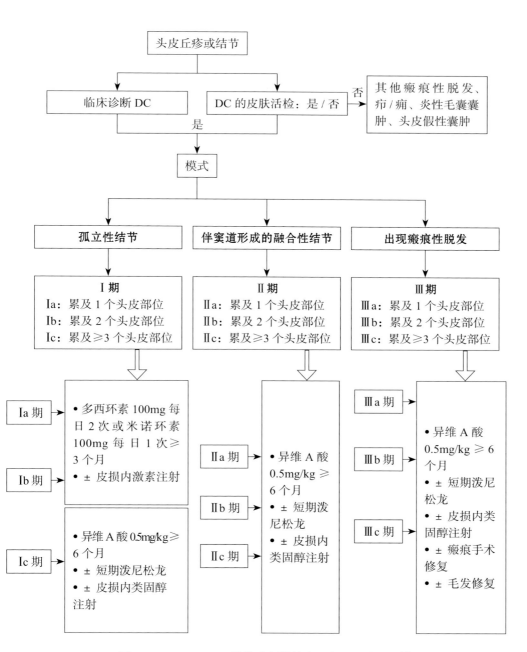

▲ 图 46-4　**Chaw-Ning** 等的分割性蜂窝织炎的治疗流程[7]

DC. 分割性蜂窝织炎

　　一线治疗方法包括局部和全身应用抗生素（如红霉素、四环素、克林霉素、米诺环素、氯西林、头孢菌素加或不加利福平）、皮损内注射糖皮质激素和口服泼尼松龙。在中重度难治性疾病中，可以考虑口服 0.5～1mg/（kg·d）的异维 A 酸[1, 8–11]。生物制剂、光动力或激光治疗被认为是中重度难治性疾病患者的二线治疗选择[10]。对于极其严重的患者，应考虑 X 线脱毛和手术切除治疗[10]。

关键点

- 分割性蜂窝织炎属于毛囊闭锁三联征。
- 提出吸烟、肥胖、高碳水化合物饮食、湿度等环境因素在分割性窝织炎发病机制中的作用。
- 分割性蜂窝织炎最常见于顶部和枕部头皮，其特征为疼痛性、波动性的化脓性结节、脓肿和伴化脓性分泌物的窦道形成。

参考文献

[1] Otberg N, Shapiro J. Fitzpatrick's dermatology, vol. 2. 9th ed. New York: McGraw-Hill; 2019. p. 524–1536.

[2] Branisteanu DE, Molodoi A, Ciobanu D, Badescu A, Stoica LE, Tolea I. The importance of histopathologic aspects in the diagnosis of dissecting cellulitis of the scalp. Rom J Morphol Embryol. 2009;50(4):719–24.

[3] Oakley A, Marrison C. Follicular occlusion syndrome. DermNet New Zealand Trust (online serial). April 2014. Available from https://dermnetnz.org/topics/follicular-occlusion-syndrome

[4] Diaz-Perez LM, Ramirez KE, Sanchez-Duenas LE. A new familial presentation of dissecting cellulitis: the genetic implications on scarring alopecias. JAAD Case Rep. 2020;6:705–7.

[5] Plewig G. Hidradenitis Suppurativa/Acne Inversa/Dissecting Terminal Hair Folliculitis. Plewig and Kligman's Acne and Rosacea. Cham: Springer Mature Switzerland AG; 2019. p. 1–46.

[6] Elder DE, Elenitsas R, Johnson BL, Murphy GF. Lever's histopathology of the skin. 9th ed. Philadelphia: Lippincott Williams and Wilkins; 2005. p. 493–7.

[7] Chaw-Ning L, Chen W, Chao-Kai H, Tzu-Teng W, Yu-Yun LJ, Chao-Chun Y. Dissecting folliculitis (dissecting cellulitis) of The scalp: a 66–patient case series and proposal of classification. J Dtsch Dermatol Ges. 2018;16:1–8.

[8] Hintze JM, Howard BE, Donald C, Hayden RE. Surgical management and reconstruction of Hoffman's disease (dissecting cellulitis of the scalp). Hindawi Publishing Corporation; 2016. p. 1–4.

[9] Navarro-Trivino FJ, Almazan-Fernandez FM. Rodenas-Herranz T, Ruiz-Villaverde R. Dissecting cellulitis of the scalp successfully treated with topical resorcinol 15%. Wiley Online Library; 2020. p. 1–6.

[10] Thomas J, Aguh C. Approach to treatment of refractory dissecting cellulitis of the scalp-systematic review. J Dermatolog Treat. 2019:1471–753.

[11] Guo W, Zhu C, Stevens G, Silverstein D. Analyzing the efficacy of isotretinoin treating dissecting cellulitis: a literature review and meta-analysis. Drug R D. 2021;21(1):1–9.

病例 47　头皮结节溃疡性肿块

Erdinc Terzi　Aliye Ceyla Ozdemir　Umit Türsen　Sedat Altın　著
李杰成　周　城　译

患者男性，83 岁，左顶部头皮出现逐渐增大的结节溃疡性肿块 2 年。无晒伤及癌前病变史，但有严重脱发伴慢性光化性损害（图 47-1）。

体格检查示顶部头皮有一巨大结节溃疡性肿块。颈部、耳前和耳后区域均未触及淋巴结肿大。颈部超声和 CT 结果均正常。

根据病例描述和照片，您的诊断是什么？

【鉴别诊断】

1. 鳞状细胞癌。

2. 基底细胞癌。

3. 黑素瘤。

4. 皮脂腺癌。

5. 外毛根鞘癌。

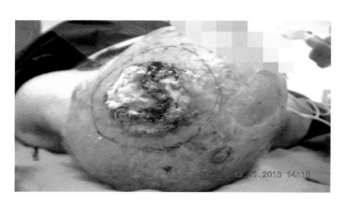

◀ 图 47-1　顶部头皮一巨大结节溃疡性肿块

【诊断】

鳞状细胞癌。

【讨论】

鳞状细胞癌是第二常见的皮肤癌[1]。鳞状细胞癌的鉴别诊断包括基底细胞癌、黑素瘤、皮脂腺癌、外毛根鞘癌和角化棘皮瘤[2]。在以上肿瘤中，明确的诊断须基于组织病理检查。

该患者进行了肿瘤全切术，病区移植了腿部取出的中厚皮片。组织病理学检查显示鳞状细胞癌的特征（图 47-2）。

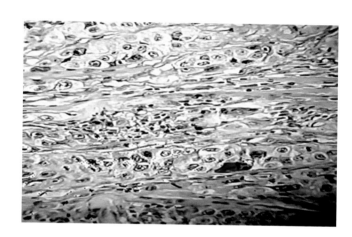

◀ 图 47-2　组织学显示不同大小和形状的巨大的异形细胞（HE 染色，40×）

参 考 文 献

[1] García-Sancha N, Corchado-Cobos R, Pérez-Losada J, Cañeto J. MicroRNA Dysregulation in Cutaneous Squamous Cell Carcinoma. Int Mol Sci. 2019;20:2181.

[2] Smolyannikova VA, Nefedova MA. Trichilemmal carcinoma in a patient with squamous cell skin cancer. Arch Dermatol. 2019;81:31–5.

病例 48　用幼虫分泌物治疗红斑脱屑性皮损

Erdal Polat　Defne Özkoca　Burhan Engin　Zekayi Kutlubay　著
郑景文　译

患者女性，45 岁。因头皮脱屑瘙痒 3 年就诊。患者曾外用糖皮质激素和含抗真菌药物的乳膏、洗液和洗发水，无明显改善。否认其他皮肤病和其他疾病。

体格检查发现头皮弥漫性红斑、黄色肥厚鳞屑和纵向黄色毛发管型（图 48-1）。无其他皮肤损害。

根据病例描述和照片，您的诊断是什么？

【鉴别诊断】

1. 脂溢性皮炎。

2. 头皮银屑病。

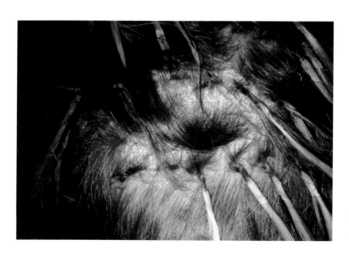

◀ 图 48-1　一名 45 岁女性，头皮红斑和弥漫性黄色肥厚鳞屑。此外，可见纵向黄色毛发管型

【诊断】

采用丝光绿蝇幼虫分泌物治疗的脂溢性皮炎。

【讨论】

脂溢性皮炎是一种常见的湿疹样皮肤病，具有反复发作的特点。免疫正常人群的患病率为 1%～3%；男性比女性更常见。该病常见于 3 月龄以下的婴儿、青少年、青壮年和老年人。在人免疫缺陷病毒感染人群（HIV）和帕金森患者群中[1]，该病的患病率增加。

糠秕马拉色菌在脂溢性皮炎的发病中起关键作用。因此，治疗主要外用抗真菌药和抗炎药[2]。常规治疗方式为外用二硫化硒、吡硫翁锌、煤焦油、联苯苄唑、琥珀酸锂、咪康唑、过氧苯甲酰、酮康唑、丙二醇、氟康唑、糖皮质激素、甲硝唑、环吡酮胺、特比萘芬；口服酮康唑、伊曲康唑和特比萘芬[3]。

丝光绿蝇幼虫的分泌物被用于治疗溃疡和软组织伤口及坏死碎屑的清创已有 20 年的历史[4]。

该患者诊断为脂溢性皮炎。她不想使用外用药物；因此，她就诊于医学微生物科，并采用丝光绿蝇幼虫分泌物进行治疗。使用 Hydra Facial（海菲秀）美容仪的注氧头罩，以 4～5 个单位的大气压向头皮喷洒无菌幼虫分泌物。每天治疗 1 次，连续治疗 20 天。皮损完全消退（图 48–2）。

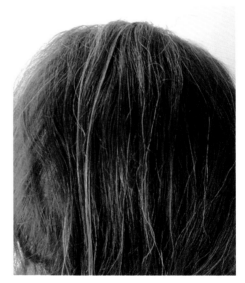

▲ 图 48–2　疾病痊愈

关键点

- 脂溢性皮炎是一种常见的反复发作的湿疹样皮肤病。
- 脂溢性皮炎的常规治疗方式为外用二硫化硒、吡硫翁锌、煤焦油、联苯苄唑、琥珀酸锂、咪康唑、过氧苯甲酰、酮康唑、丙二醇、氟康唑、糖皮质激素、甲硝唑、环吡酮胺、特比萘芬；口服酮康唑、伊曲康唑和特比萘芬。

参 考 文 献

[1] Dessinioti C, Katsambas A. Seborrheic dermatitis: etiology, risk factors, and treatments: facts and controversies. Clin Dermatol. 2013;31(4):343–51. https://doi.org/10.1016/j.clindermatol.2013.01.001.

[2] Borda LJ, Perper M, Keri JE. Treatment of seborrheic dermatitis: a comprehensive review. J Dermatolog Treat. 2019;30(2):158–69. https://doi.org/10.1080/09546634.2018.1473554.

[3] Gupta AK, Bluhm R. Seborrheic dermatitis. J Eur Acad Dermatol Venereol. 2004;18(1):13–26.; quiz 19–20. https://doi.org/10.1111/j.1468–3083.2004.00693.x.

[4] Polat E, Cakan H, Aslan M, Sirekbasan S, Kutlubay Z, Ipek T, Ozbilgin A. Detection of anti-leishmanial effect of the *Lucilia sericata* larval secretions in vitro and in vivo on Leishmania tropica: first work. Exp Parasitol. 2012;132(2):129–34. https://doi.org/10.1016/j.exppara.2012.06.004.

病例 49　头皮和外耳角化过度性斑块

Uwe Wollina　著

王培光　译

患者男性，84 岁，头皮、外耳、鼻和面颊多发性无症状性角化过度性斑块（图 49-1 和图 49-2）。患者从事建筑业工作 40 余年，有高血压性心脏病病史。

体格检查示日光暴露部位多发性疣状角化过度性斑块。角化过度的厚度和形态学方面存在差异。左侧面颊一处糜烂，周围皮肤萎缩伴毛细血管扩张和色素异常。患者 Fitzpatrick 光皮肤分型是 II 型。对患者一生紫外线照射（ultraviolet radiation，UVR）暴露和职业相关的 UVR 暴露进行计算。结果显示，职业相关暴露占一生暴露的 40% 以上。

根据病例描述和照片，您的诊断是什么？

【鉴别诊断】

1. 脂溢性角化病。

2. 基底细胞癌。

3. 区域癌化。

4. 光线性汗孔角化症。

5. HPV 诱导的疣状角化瘤。

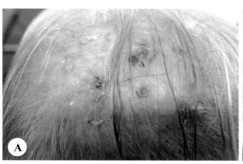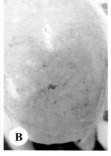

◀ 图 49-1　头皮多发性角化过度性斑块

【诊断】

区域癌化。

应用延迟性 Mohs 手术外科切除面颊溃疡性皮损。组织病理显示鳞状细胞癌（SCC）Ⅰb 期，肿瘤被完全切除。通过转移皮瓣和双层缝合修复缺损。

对于患者伴发光线性角化病 Olsen Ⅰ级和Ⅱ级的头皮区域癌化[1]，给予光动力疗法。每次操作过程开始先使用单丝状纤维垫预处理皮肤和消毒。接着外涂含有 78mg 纳米乳化的 5- 氨基酮戊酸凝胶，并使用铝箔覆盖 3h。然后使用发射峰值波长

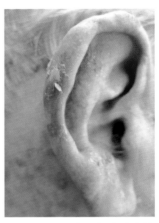

▲ 图 49-2　外耳角化过度性斑块和疣状皮损

为 635nm 红外线的 BF-RHODO LED®（Biofrontera）仪器照射 10min（37J/cm²）。在照射过程中，使用冷却的空气和喷洒冰水处理皮肤表面。在光动力疗法结束后，我们推荐使用含有冬青叶十大功劳提取物的乳膏护理皮肤至少 2 周[2]。该患者 UVR 暴露的皮肤上发生多发性光线性角化病皮损，从事室外工作，室外职业暴露 ≥40% 一生 UVR 暴露，支持职业性皮肤癌的诊断[3]。

【讨论】

在 Fitzpatrick 光皮肤分型Ⅰ型或Ⅱ型人群，光线性角化病是 UVR 暴露部位皮肤的常见损害。其患病率随着年龄增长而增加。在中欧，患病率约为一般人群的 3%，而在澳大利亚，患病率随着年龄的增长从 7% 增长至 74%。较高的 UVR 暴露导致光线性角化病较早发生和病情更加严重[4]。

光线性角化病是 SCC 潜在的前兆，因此推荐治疗。目前，光线性角化病转变为 SCC 的比例尚不清楚。

单个皮损可以通过削割、冷冻或剥脱性激光去除。

对于区域癌化的病例，欧洲医学会（European Medical Association，EMA）批准使用 3.75% 或 5% 咪喹莫特、10% 水杨酸 +0.5% 5- 氟尿嘧啶、5% 5- 氟尿嘧啶，3% 双氯芬酸 +2.5% 透明质酸外用治疗，疗程 2～12 周。

光动力疗法（PDT）被批准用于区域癌化的治疗。可以利用的光敏剂包括

甲基氨基酮戊酸乳膏、5- 氨基酮戊酸贴膏或纳米乳化凝胶。窄谱光源照射比宽谱光源照射疗效更好。Meta 分析显示，使用窄谱光源照射的光动力疗法疗效优于除 5% 5- 氟尿嘧啶之外的所有药物。此外 PDT 还具有良好的美容效果[5]。患者面颊部溃疡性损害通过延迟性 Mohs 手术外科切除。组织病理显示 SCC Ⅰ b 期的特征，肿瘤被完全切除。通过转移皮瓣和双层缝合修复缺损。对于患者伴发光线性角化病 Olsen Ⅰ级和Ⅱ级头皮区域癌化[1]，给予光动力疗法。每次操作过程开始先使用单丝状纤维垫预处理皮肤和消毒。接着，外涂含有 78mg 纳米乳化的 5- 氨基酮戊酸凝胶，并使用铝箔覆盖 3h。然后使用发射峰值波长为 635nm 红外线的 BF-RHODO LED®（Biofrontera）仪器照射 10min（37J/cm²）。在照射过程中，使用冷却的空气和喷洒冰水处理皮肤表面。在光动力疗法结束后，我们推荐使用含有冬青叶十大功劳提取物的乳膏护理皮肤至少 2 周[2]。

关键点
- 光线性角化病是由慢性紫外线照射所致。
- 光线性角化病是 SCC 潜在的前兆。

参考文献

[1] Olsen EA, Abernethy ML, Kulp-Shorten C, Callen JP, Glazer SD, Huntley A, McCray M, Monroe AB, Tschen E, Wolf JE Jr. A double-blind, vehicle-controlled study evaluating masoprocol cream in the treatment of actinic keratoses on the head and neck. J Am Acad Dermatol. 1991;24(5 Pt 1):738–43.

[2] Wollina U, Gaber B, Koch A. Photodynamic treatment with nanoemulsified 5-aminolevulinic acid and narrow band red light for field cancerization due to occupational exposure to ultraviolet light irradiation. Georgian Med News. 2018;274:138–43.

[3] Diepgen TL, Brandenburg S, Aberer W, Bauer A, Drexler H, Fartasch M, John SM, Krohn S, Palfner S, Römer W, Schuhmacher-Stock U, Elsner P. Skin cancer induced by natural UV-radiation as an occupational disease—requirements for its notification and recognition. J Dtsch Dermatol Ges. 2014;12(12):1102–6.

[4] Lai V, Cranwell W, Sinclair R. Epidemiology of skin cancer in the mature patient. Clin Dermatol. 2018;36(2):167–76.

[5] Vegter S, Tolley K. A network meta-analysis of the relative efficacy of treatments for actinic keratosis of the face or scalp in Europe. PLoS One. 2014;9(6):e96829.

病例 50　头皮传染性疾病

Purwita Sari, Monica　Yosep Ferdinand Rahmat Sugianto　Holy Ametati
Novi Kusumaningrum　Liza Afriliana　著
刘　湘　译

患儿女性，7 岁，日本籍，因头皮鳞屑性斑片伴严重瘙痒 2 个月就诊于皮肤病与性病科。患者家中饲养宠物猫，否认既往有牵拉局部头发病史，否认其他家庭成员有类似病史。

体格检查可见直径约 6cm 脱发区域，边界不清。皮损中央及其周围可见短而无光泽的毛发，上覆细碎白色鳞屑。伍德灯检查呈蓝绿色荧光（图 50-1）。患者体重为 17kg。

根据病例描述和照片，您的诊断是什么？

【鉴别诊断】

1. 头癣。
2. 脂溢性皮炎。
3. 斑秃。
4. 拔毛症。

【诊断】

头癣。

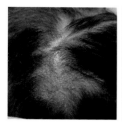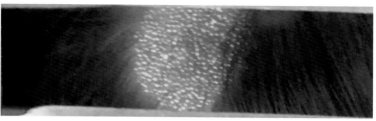

▲ 图 50-1　浅灰色脱发斑片，边界不清，皮损处毛发短而无光泽，上覆有细碎白色鳞屑。伍德灯检查皮损显示明亮的蓝绿色荧光

【讨论】

头癣的诊断主要依据患者的病史和伍德灯检查、氢氧化钾直接真菌检查及真菌培养支持的临床特征。真菌培养仍然是头癣诊断的金标准[1, 2]。

儿童头癣的治疗，推荐微粒型灰黄霉素片口服，剂量 20～25mg/（kg·d）[1, 3]。2% 酮康唑洗发水作为儿童头癣辅助治疗，推荐每周 2～4 次，疗程为 2～4 周。

该患者的鉴别诊断包括脂溢性皮炎、斑秃和头癣。脂溢性皮炎无断发[4]。斑秃的皮损特征为边界清楚的脱发斑片，皮损处皮肤正常[5]。患者否认既往有牵拉局部头发的病史，因此拔毛症的诊断可排除[6]。

该患者直接真菌学检查提示毛干存在毛外癣菌感染（图 50-2）。真菌培养结果显示犬小孢子菌（＋）（图 50-3）。给予该患者口服微粒型灰黄素 375mg/d，联合外用 2% 酮康唑洗剂每周 3 次，疗程 8 周，皮损完全消退。随访真菌学检查结果转阴。

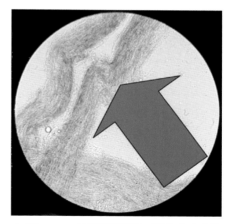

▲ 图 50-2　直接真菌镜检显示毛干毛外癣菌感染

关键点

- 头癣是一种儿童常见的皮肤浅表真菌感染性疾病，致病真菌多为犬小孢子菌和毛癣菌。
- 头癣通常需要口服治疗。

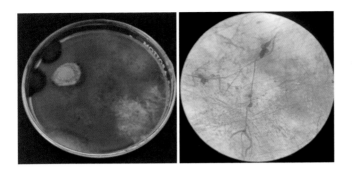

◀ 图 50-3　真菌培养可见犬小孢子菌生长。显微镜检查显示大分生孢子与犬小孢子菌相符

参考文献

[1] Craddock LN, Schieke SM. Superficial fungal infection. In: Kang S, Amagai M, Bruckner AL, Enk AH, Margolis DJ, McMichael AJ, et al., editors. Fitzpatrick's dermatology. 9th ed. New York: McGraw Hill; 2019. p. 2923–51.

[2] Shemer A, Grunwald MH, Gupta AK, Lyakhovetsky A, Daniel CR, Amichai B. Griseofulvin and fluconazole reduce transmission of tinea capitis in schoolchildren. Pediatr Dermatol. 2015;32(5):696–700.

[3] Chen X, Jiang X, Yang M. Systemic antifungal therapy for tinea capitis in children (Review). Cochrane Library. 2016:3–39.

[4] Suh DH. Seborrheic dermatitis. In: Kang S, Amagai M, Bruckner AL, editors. Fitzpatrick's Dermatology, vol. 1. 9th ed. New York: McGraw-Hill Education; 2019. p. 428–37.

[5] Islam N, Leung PSC, Huntley AC, Eric Gershwin M. The autoimmune basis of alopecia areata: a comprehensive review. Autoimmun Rev. 2015;14(2):81–9.

[6] Grant JE, Redden SA, Leppink EW, Chamberlain SR. Trichotillomania and co-occurring anxiety. Compr Psychiatry. 2017;72:1–5.

病例 51 头皮瘙痒

Amr Mohammad Ammar　Shady M. Ibrahim　Mohamed L. Elsaie　著
江蕾微　王有余　译

患者女性，30 岁，头皮瘙痒 3 个月。

体格检查示头发附着有多个长短不一的白色结节（图 51-1）。

皮肤镜下可见头发上附着有多个白色、高折光的结构，长短不一，部分边缘凸起（活卵），部分边缘凹陷（空卵）（图 51-2 和图 51-3）。

根据病例描述和照片，您的诊断是什么？

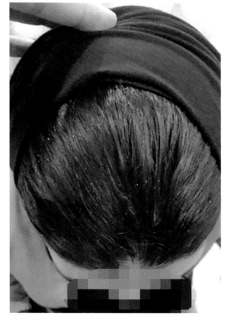

▲ 图 51-1　头发附着有多个长短不一的白色结节

【鉴别诊断】

1. 脂溢性皮炎。

2. 白色毛结节菌病。

3. 头虱病。

4. 结节性脆发病。

【诊断】

头虱病。

【讨论】

头虱是人类重要的吸血性体外寄生虫。这种体外寄生虫的感染是最严重的全球性公共卫生问题之一[1]。皮炎、疲劳、心理烦躁、妄想和虚弱是头虱病最常

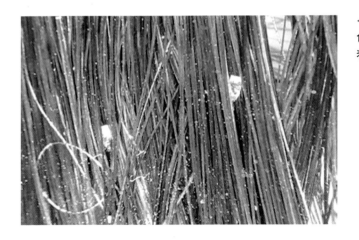

◀ 图 51–2　皮肤镜下多个白色长短不一的高折光结构附着在头发上

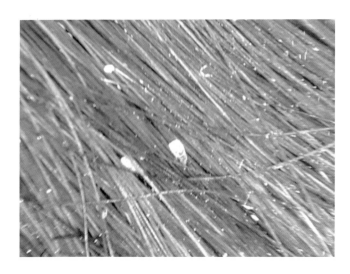

◀ 图 51–3　一些结构边缘凸起（活卵）而另一些结构边缘凹陷（空卵）

引起的过敏反应。

头虱已经与人类共存了几千年，并随人类的迁徙而散布到世界各地[2,3]。

头虱感染也称头虱病，是由头虱引起的人头发和头皮感染（头虱病）[1,2]。头虱是专性吸食人血的体外寄生虫。它们的所有生命阶段都与人类宿主紧密联系，其只以人类血液为食，不会感染宠物或其他动物，头虱没有翅膀，也不能跳跃[1-6]，但常通过直接与感染者头对头接触来传播，它们也可能经由共享衣服、梳子、帽子、毛巾或其他个人物品间接传播。头虱感染通常有 3 个证据：

头皮和颈部有瘙痒和炎症；发现头虱；发现附着在毛干上的虱卵[4-6]。

头虱感染的临床症状为瘙痒、淋巴结病、结膜炎和过敏反应。儿童慢性严重感染可能导致贫血[1-7]。此外，患者常认为头虱感染是不讲卫生所致，因此头虱感染不仅会导致躯体症状而且还会造成心理压力[8]。但其实头虱感染是全世界学龄期儿童的常见感染[8, 9]。

皮肤镜检是一种非侵入性技术，普遍应用于色素性皮损的评估，特别是早期黑素瘤[10]。此外，皮肤镜检也可作为人类寄生虫病诊断和随访的辅助手段，如疥疮、潜蚤病、皮肤游走性幼虫病和虱病。使用偏振光的新一代手持式皮肤镜检查，不需要直接接触，可以防止后续检查者被传染的风险[11-14]。

关键点

- 头虱是人类重要的吸血性体外寄生虫。这种专性体外寄生虫的感染是最严重的全球性公共卫生问题之一。
- 头虱感染通常有 3 个证据：头皮和颈部有瘙痒和炎症；发现头虱；发现附着在毛干上的虱卵。

参 考 文 献

[1] Durden LA. Lice (Phthiraptera). In: Mullen GR, Durden LA, editors. Medical and veterinary entomology. 3rd ed. London: Academic Press; 2019. p. 79–106.

[2] Light JE, Allen JM, Long JM, Carter TM, Barrow L, Suren G, et al. Geographic distribution and origins of human head lice (Pediculus humanus capitis) based on mitochondrial data. J Parasitol. 2008;94:1275–81.

[3] Drali R, Mumcuoglu KY, Raoult D. Human lice in paleoentomolog and paleomicrobiology. Paleomicrobiol Humans. 2016;15:181–90.

[4] Nutanson I, Steen CJ, Schwartz RA, Janniger CK. Pediculus humanus capitis: an update. Acta Dermatlv. 2008;17:147.

[5] Frankowski BL, Bocchini JA. Clinical report: head lice. Pediatrics. 2010;126:392–403.

[6] Guenther L, Cunna BA. Pediculosis (lice). Asian Pac J Trop Biomed. 2012;2:901–4.

[7] Frey RJ, Alic M. Lice infestation. 2011. http://www.Healthofchildren.com. Accessed 9 May 2011.

[8] Diamantis SA, Morrell DS, Burthart CN. Treatment of head lice. Dematol Ther. 2009;22:273–8.

[9] Gur I, Schneeweiss R. Head lice treatments and school policies in the US in an era of emerging

resistance: a cost effectiveness analysis. Pharm Econ. 2009;27:725–34.

[10] Bush SE, Rock AN, Jones SL, Malenke JR, Clayton DH. Efficacy of the LouseBouster, a new medicaldevice for treating head lice (Anoplura: Pediculidae). J Med Entomol. 2011;48:67–72.

[11] Argenziano G, Soyer HP, Chimenti S, Talamini R, Corona R, Sera F, et al. Dermoscopy of pigmented skin lesions: results of a consensus meeting via the Internet. J Am Acad Dermatol. 2003;48:679–93.

[12] Argenziano G, Fabbrocini G, Delfino M. Epiluminescence microscopy. A new approach to in vivo detection of *Sarcoptes scabiei*. Arch Dermatol. 1997;133:751–3.

[13] Bauer J, Forschner A, Garbe C, Röcken M. Dermoscopy of tungiasis. Arch Dermatol. 2004;140:761–3.

[14] Elsner E, Thewes M, Worret WI. Cutaneous larva migrans detected by epiluminescent microscopy. Acta Derm Venereol. 1997;77:487–8.

病例 52　头皮瘢痕疙瘩

Piotr Brzeziński　César Bimbi　Katarzyna Borowska　著
刘青武　译

　　患者男性，44 岁，因瘢痕疙瘩就诊。患者主诉多处无瘙痒性头皮脓肿 10 年，间歇性发热和关节疼痛。皮损常渗出血性浆液分泌物，偶有出血。患者脓肿经多次引流，并接受了多种抗生素和泼尼松治疗，但无明显改善。无家族史。患者未服用其他任何药物或补充剂。

　　体格检查可见头皮有鲜红、触痛、波动的结节伴瘢痕性脱发（图 52-1）。结节形成相互贯通的窦道，触诊时有血性浆液分泌物渗出。颈项淋巴结未触及。真菌和细菌培养均为阴性。毛发镜下可见不同长度的断发、黑点征、黄点征和 3D 黄点征（肥皂泡征）、空毛囊开口、毛囊周围和毛囊间鳞屑及红斑（图 52-2）。组织病理学检查显示部分毛囊破裂，囊状扩张，周围有浅层和深层的毛周化脓性和肉芽肿性浸润。毛囊内出现革兰阳性球菌。

　　根据病例描述和照片，您的诊断是什么？

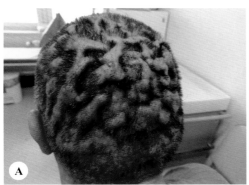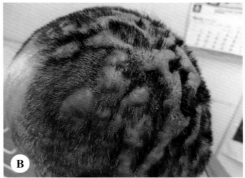

▲ 图 52-1　**A 和 B.** 一名 44 岁男性，头皮多发结节性皮损。头皮出现多个化脓性、红斑性、相互连接的斑块，部分似沼泽般湿软伴干燥、黄色结痂

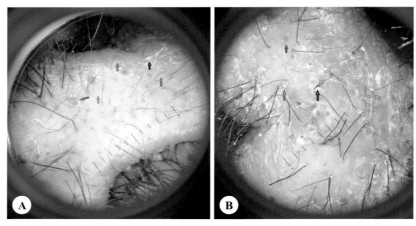

▲ 图 52-2　毛发镜

A. "3D" 黄点征（蓝箭），黄色区域（绿箭），弥漫性红斑（红箭），短再生发（黄箭），毛囊性脓疱（黑箭），空毛囊开口（灰箭），叹号样发（紫箭）；B. "3D" 黄点征（蓝箭），无结构区（黄箭），弥漫性红斑（绿箭），毛囊周围鳞屑（红箭），短再生发（灰箭），长出毛发的皮肤裂（黑箭）

【鉴别诊断】

1. 瘢痕疙瘩性痤疮。

2. 分割性蜂窝织炎。

3. 脱发性毛囊炎。

4. Brocq 假性斑秃。

5. 盘状红斑狼疮。

6. 脓癣。

【诊断】

分割性蜂窝织炎。

【讨论】

分割性蜂窝织炎（DC），又称头部脓肿性穿掘性毛囊周围炎，表现为毛囊周围脓疱、结节、脓肿和窦道，并发展为瘢痕性脱发[1]。尽管 DC 在全球范围内得到了广泛报道，但其发病率可能被低估。在美国，该病主要发生于 20—40 岁的非洲裔美国男性。DC 在其他种族和女性中较为少见[2]。DC 各种治疗的成功和失败均表明其可能是一种反应模式[1, 3]。DC 的病因仍不明确。该病与化脓性汗腺炎不同之处在于对治疗的不同反应及组织学差异。但与化脓性汗腺炎相似的是，DC 可能涉及毛囊功能障碍和对共生细菌（如凝血酶阴性葡萄球菌）的异常皮肤免疫反应[1, 3, 4]。DC 可与角膜炎 – 鱼鳞病 – 耳聋综合征、克罗恩病、坏疽性脓皮病、关节炎和角膜炎同时存在[3, 5, 6]。文献表明大多数 DC 患者可以获得有效治疗。然而，目前缺乏关于 DC 的临床研究，这一现状妨碍了对该病的全面认知，并限制了制订共识治疗方案的能力。药物疗法包括抗生素洗剂（如氯己定和过氧苯甲酰）、氨苯砜、皮损内注射曲安奈德、锌补充剂、外用和口服异维 A 酸、口服抗生素（四环素和多西环素）及口服皮质类固醇激素。对于药物治疗无效的重症病例，可考虑采用单纯切开引流、广泛切除并进行中厚皮片植皮[3, 7]。

较为传统的治疗方案包括口服小剂量锌、异维 A 酸、米诺环素、磺胺类药物、四环素、泼尼松、皮损内注射曲安奈德、切开引流、氨苯砜、抗雄激素（女性）、外用克林霉素、外用异维 A 酸、X 线脱毛和消融术、剥脱性 CO_2 激光、脱毛激光（800nm 和 694nm）和手术切除等方法。

较新的治疗方法包括肿瘤坏死因子阻断药、喹诺酮类药物、大环内酯类抗生素、利福平、阿维 A 酸、甲硝唑和大剂量硫酸锌（135～220mg，每天 3 次）。异维 A 酸可能是缓解 DC 的最佳方式，但报道数量较少、给药方案差异大，超过 1 年的长期随访也非常少。此外，也有治疗失败的报道。在异维 A 酸治疗失败时，肿瘤坏死因子抑制药可作为单药治疗或积极手术治疗之前的过渡治疗，然而目前缺乏长期数据支持。近 10 年来，非药物疗法包括 1064nm 激光治疗、光动力疗法及现代外射束放射治疗也得到关注[8-10]。

关键点

- 分割性蜂窝织炎是一种慢性炎症性皮肤病，可引起毁容性、疼痛性、化脓性皮损。
- 异维 A 酸似乎提供了最佳的缓解机会。

参 考 文 献

[1] Scheinfeld N. Dissecting cellulitis (Perifolliculitis Capitis Abscedens et Suffodiens): a comprehensive review focusing on new treatments and findings of the last decade with commentary comparing the therapies and causes of dissecting cellulitis to hidradenitis suppurativa. Dermatol Online J. 2014;20(5):22692.

[2] Zerrouki N, Omahsan L, Zizi N, Dikhaye S. Cellulite disséquante du cuir chevelu [Dissecting cellulitis of the scalp]. Rev Prat. 2019;69(1):63. French.

[3] Thomas J, Aguh C. Approach to treatment of refractory dissecting cellulitis of the scalp: a systematic review. J Dermatolog Treat. 2019:1–6. https://doi.org/10.1080/09546634.2019.1642441. Epub ahead of print.

[4] Lee CN, Chen W, Hsu CK, Weng TT, Lee JY, Yang CC. Dissecting folliculitis (dissecting cellulitis) of the scalp: a 66–patient case series and proposal of classification. J Dtsch Dermatol Ges. 2018;16(10):1219–26. https://doi.org/10.1111/ddg.13649. Epub 2018 Aug 31.

[5] Bimbi C, Brzeziński P. Combined treatment of keloids and scars with Nd:YAG 1064 nm laser and cryotherapy: Report of clinical cases. Our Dermatol Online. 2020;11(2):149–53. https://doi.org/10.7241/ourd.20202.8.

[6] Hassan I, Bhat T, Altaf H, Sameem F, Masood Q. Role of oral zinc sulphate in warts-a placebo controlled, single-blinded study. Our Dermatol Online. 2013;4(1):24–7. https://doi.org/10.7241/ourd.20131.04.

[7] Puri N, Puri A. A clinical and histopathological study of cicatricial alopecia. Our Dermatol Online. 2013;4(3):311–5. https://doi.org/10.7241/ourd.20133.75.

[8] Abreu Velez AM, Smoller BR, Howard MS. Central centrifugal cicatricial alopecia amalgamated with alopecia areata: immunologic findings. Our Dermatol Online. 2014;5(3):287–91. https://doi.org/10.7241/ourd.20143.72.

[9] Melo DF, Slaibi EB, Siqueira TMFM, Tortelly VD. Trichoscopy findings in dissecting cellulitis. An Bras Dermatol. 2019;94(5):608–11. https://doi.org/10.1016/j.abd.2019.09.006. Epub 2019 Sep 30. PMID: 31777364; PMCID: PMC6857556.

[10] Sung KY, Lee S, Jeong Y, Lee SY. Dissecting cellulitis of the scalp: a diagnostic challenge. Arch Plast Surg. 2020;47(6):631–2. https://doi.org/10.5999/aps.2020.00633. Epub 2020 Nov 15. PMID: 33238356; PMCID: PMC7700848.

病例53 脓 癣

I. G. A. A. Dwi Karmila　Anak Agung Gde Putra Wiraguna　Putu Dyah Sawitri　著
刘　湘　译

患儿男性，6岁，因后侧头皮淡红色结节3周就诊于皮肤病与性病科。患者诉有严重瘙痒和发质变脆。1周前，左侧颈部出现了一个结节。

体格检查显示头皮可见边界清晰的红斑性斑块和结节，并伴有多发性脓疱和糜烂。同时，皮损处可见多根长0.2～0.5cm的断发（图53-1）。

根据病例描述和照片，您的诊断是什么？

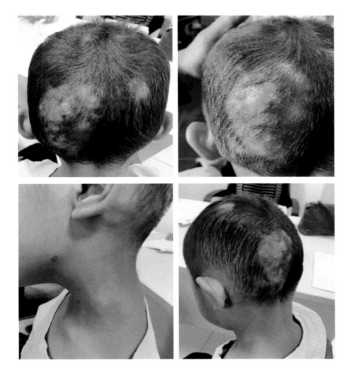

◀ 图53-1　一名6岁男孩，可见头皮皮损，左侧颈部淋巴结肿大

【鉴别诊断】

1. 脓癣。

2. 疖病。

3. 痈。

4. 脂溢性皮炎。

【诊断】

脓癣。

伍德灯检查可见黄绿色的荧光。10%氢氧化钾直接真菌学检查可见毛干外的孢子（毛外癣菌）。真菌培养分离出犬小孢子菌。

该患儿诊断为脓癣，给予系统微粒型灰黄霉素口服，400mg/d，疗程8周；2%酮康唑洗剂，每周2～3次。

【讨论】

头癣常见于儿童，尤其是在青春期前的儿童。大多数病例（93.3%）发生在14岁以下。头癣的症状包括瘙痒、发热和疼痛。头癣可分为炎症性头癣和非炎症性头癣两种类型。炎症性头癣常伴有颈后淋巴结肿大。皮损可表现为脓癣形式，如结节、断发及脓性分泌物。炎症性头癣可导致瘢痕性脱发[1, 2]。

在头癣中，传播源是一个非常重要的因素。因此，问诊时询问患者与患病人群或动物的接触史非常重要[3]。

伍德灯检查有助于头癣的诊断，黄绿色荧光表明存在犬小孢子菌。皮肤镜检查是诊断色素性皮损的常用方法。近年来，许多研究都表明了皮肤镜检查在评估包括头癣在内的毛发和头皮异常方面的实用性[4]。

灰黄霉素被推荐用于治疗4岁以上患者的头癣，由于其良好的安全性和耐受性，灰黄霉素也是治疗儿童头癣的首选药物。儿童使用微粒型灰黄霉素的推荐剂量为20～25mg/(kg·d)，超微颗粒型灰黄霉素为15mg/(kg·d)，疗程6～12周[5]。

关键点

- 头癣是一种常见的皮肤真菌感染，主要见于儿童。
- 头癣的诊断是根据患者的病史、临床表现，以及伍德灯镜检查和皮肤镜检查来确定的。灰黄霉素是治疗儿童头癣的一线治疗药物。

参考文献

[1] Leung AK, Hon KL, Leong KF, Barankin B, Lam JM. Tinea capitis: an update review. Recent Patents Inflamm Allergy Drug Discov. 2020;14:58–68.

[2] Fuller LC, et al. British association of dermatologists guidelines for the management of tinea capitis. BJD. 2014;171:454–63.

[3] Sajjan AG, Mangalgi SS. Clinicomycological profile of tinea capitis in children residing in orphanages. Int J Biol Med Res. 2012;3(4):2405–7.

[4] Hernandez-Bel P, Malvehy J, Crocker A, Sanchez-Carazo JL, Febrer I, Alegre V. Comma hairs: a new dermoscopic marker for tinea capitis. Actas Dermosifilogr. 2012;103(9):836–7.

[5] Craddock LN, Schieke SM. Superficial fungal infection: mycoses, dermatophytes, dermatho-phytoses. In: Kang S, Amagai M, Bruckner AL, Enk AH, Margolis DJ, McMichael AJ, Orringer JS, editors. Fitzpatrick's dermatology in general medicine. 9th ed. New York: McGraw-Hill; 2019. p. 2925–51.

病例 54　头皮红色结节

Cahit Yavuz　Umit Türsen　著

胡浩然　张　凡　译

患者男性，47 岁，头皮结节性皮损 3 年，近 1 个月皮损迅速增大。否认既往系统疾病史、药物使用史或恶性肿瘤史。

皮肤科检查：左颞区一直径 2cm、红棕色固定结节，呈息肉样凸起，无不适（图 54-1）。

根据病例描述和照片，您的诊断是什么？

【鉴别诊断】

1. 外毛根鞘囊肿。

2. 皮样囊肿。

3. 朗格汉斯细胞组织细胞增生症。

4. 皮肤转移癌。

5. 表皮样囊肿。

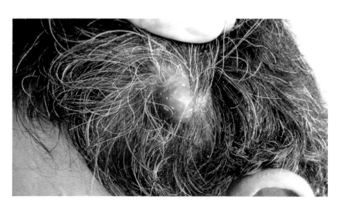

◀ 图 54-1　头皮左颞区单发红棕色结节

【诊断】

皮肤转移癌。

完整切除皮损，组织病理显示真皮内一由多角形细胞形成的肿瘤，细胞核均匀、圆形，胞质清晰。肿瘤内血管网丰富（图 54-2）。免疫组织化学显示，Vimentin、EMA、CK8/18、CD10 和 AE1 / AE3 呈阳性反应（图 54-3）。患者被诊断为肾细胞癌皮肤转移。被转诊至泌尿外科、肿瘤科，确诊为右肾细胞癌，并发生结肠转移。手术切除原发肿瘤，并开始化疗。对患者进行定期随访。

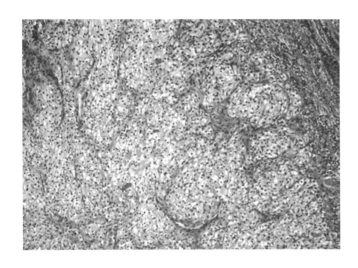

◀ 图 54-2　组织病理学显示由多角形细胞组成的真皮内肿瘤，细胞核均匀、圆形，胞质清晰

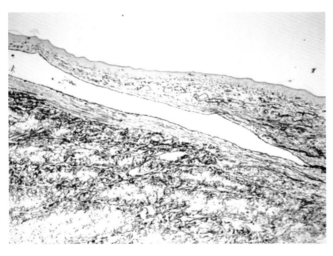

◀ 图 54-3　免疫组织化学染色

【讨论】

皮肤转移癌不常见。然而，它仍然可能是人体内部恶性肿瘤的首发体征[1]。有肿瘤病史的患者应警惕皮肤转移癌的发生[2]。

关键点

- 皮肤转移癌不常见。
- 皮肤转移癌可能是人体内部恶性肿瘤的首发体征。

参 考 文 献

[1] Alcaraz I, Cerroni L, Rutten A, Kutzner H, Requena L. Cutaneous metastases from internal malignancies: a clinicopathologic and immunohistochemical review. Am J Dermatopathol. 2012;34:347–93.

[2] Cohen HT, McGovern FJ. Renal cell carcinoma. N Engl J Med. 2005;353:2477–90.

病例 55 免疫抑制，头皮多发溃疡

Sandra Widaty Vashty Amanda Hosfiar Randy Satria Nugraha 著
赵恒光 译

患者女性，20 岁，因急性淋巴细胞性白血病、发热性中性粒细胞减少和全血细胞减少症被收住血液科。患者在接受长春新碱和甲泼尼龙治疗后，因多发性头皮结节在皮肤性病科会诊。结节搔抓后排出淡黄色液体，迅速增生，溃烂，然后结棕黑色痂。同时伴瘙痒和疼痛。

体格检查示多发溃疡，边缘红色且高出皮面，表面覆盖黑色结痂（图 55-1）。颈部淋巴结肿大、坚硬、活动且无痛。实验室检查示血红蛋白（8.9g/L），血小板（23×10^9/L）和白细胞计数降低（1860/L）。此外，嗜酸性粒细胞（0%）和中性粒细胞（4.3%）数目降低、淋巴细胞（65.6%）和单核细胞（30.1%）数量升高。凝血酶原时间（16.7s）（正常范围 9.8～12.5s）和活化部分凝血活酶时间延长（63.1s）（正常范围 31～47s），C 反应蛋白（182.8mg/L）和降钙素原（104.9μg/ml）水平升高。

根据病例描述和照片，您的诊断是什么？

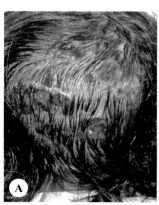
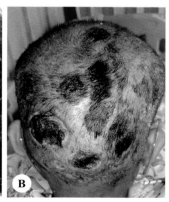

◀ 图 55-1 一名 20 岁白血病患者，头皮多发溃疡伴结痂
A. 治疗前；B. 治疗后第 10 天

【鉴别诊断】

1. 铜绿假单胞菌引起的坏疽性深脓疱病。

2. 其他革兰阴性或革兰阳性细菌或真菌引起的坏疽性深脓疱病。

3. 坏疽性脓皮病。

4. 皮肤曲霉病。

5. 钙化防御。

6. 急性脑膜炎球菌败血症。

【诊断】

铜绿假单胞菌引起的坏疽性深脓疱病。

患者血液培养示铜绿假单胞菌，对环丙沙星和头孢吡肟敏感。溃疡培养显示相同的微生物。因为患者血小板减少、凝血酶原时间和活化部分凝血活酶时间延长，未进行组织病理学检查。该患者诊断为由铜绿假单胞菌引起的坏疽性深脓疱病。

给予患者静脉滴注头孢吡肟 2g，每日 3 次，静脉滴注环丙沙星 400mg，每日 2 次，夫西地酸乳膏每日 2 次，氯化钠溶液湿敷，连续 10 天。第 11 天，头孢吡肟改为哌拉西林 – 他唑巴坦 4.5g，每天 4 次。溃疡好转，清洁、干燥。第 13 天，患者因颅内压升高而死亡。

【讨论】

坏疽性深脓疱病（ecthyma gangrenosum，EG）是一种皮肤和软组织感染，通常发生于免疫功能低下的患者中。2017 年的一项研究表明，皮肤疾病如溃疡和皮下组织疾病，占全球疾病负担的 1.79%，因此应该被重视[1]。EG 的诊断是基于临床表现和实验室检查结果。EG 一般是由革兰阴性菌感染的菌血症引起，特别是铜绿假单胞菌[2]。引起菌血症的原因尚未阐明，但患者经常是住院治疗的免疫功能低下者。

软组织感染的诊断具有挑战性，因为从血液中进行微生物学检查需要时间，而且其并不总是皮肤表现的确切原因。同样，从皮肤表面培养得来的结果，可能会产生误导，因为阳性结果更可能是寄生菌，而不是感染病原体[3]。对于该患者，尽管没有组织病理学检查，血培养与皮损呈现为相同的病原菌，即铜绿假单胞菌。因此，病原体结果与临床发现是相符的，符合 EG 的特征性表现，即溃疡伴黑色结痂。

革兰阴性杆菌感染的增加与其他多重耐药细菌感染的数量增加相关。有报道称铜绿假单胞菌对碳青霉烯和其他药物有多重耐药。然而，只有 4% 的病例对哌拉西林 – 他唑巴坦耐药[4 – 6]。该患者在将抗菌药物转换为哌拉西林 – 他唑巴坦后病情改善，药物敏感试验也显示对哌拉西林 – 他唑巴坦敏感。

该患者的头皮有多发皮损，并有中性粒细胞缺乏症病史。针对 EG 的处理使患者的病情得到改善。然而患者因并发症而死亡。EG 的预后由以下几种因素而定：皮损数量、中性粒细胞减少的程度及是否延迟治疗[7]。因此，综合和跨学科的联合处理是必要的。

关键点

- 坏疽性深脓疱病是一种常见于免疫功能低下患者的皮肤和软组织感染。
- 坏疽性深脓疱病与其他皮肤和软组织感染的诊断具有挑战性，应该综合考虑临床表现与微生物检查结果的相关性。
- 皮肤和软组织感染的处理应该是综合和跨学科联合的。

参考文献

[1] Karimkhani C, Dellavalle RP, Coffeng LE, et al. Global skin disease morbidity and mortality: an update from the global burden of disease study 2013. JAMA Dermatol. 2017;153:406–12.

[2] Mordorski B., Friedman AJ. Gram-negative coccal and bacillary infections. Kang S, Amagai M, Bruckner AL, Enk AH, Margolis DJ, McMichael AJ, et al., editors. Fitzpatrick's dermatology. 9th ed. New York, MacGraw Hill 2019. p. 2789 –2796.

[3] Poulakou G, Lagou S, Tsiodras S. What's new in the epidemiology of skin and soft tissue infections in 2018? Curr Opin Infect Dis. 2019;32:77–86. https://doi.org/10.1097/QCO.0000000000000527.

[4] Jabbour JJ, Kanj SS. Gram-negative skin and soft tissue infections. Infect Dis Clin N Am. 2020; https://doi.org/10.1016/j.idc.2020.10.008. Article In Press.

[5] Wu DC, Chan WW, Metelista AL, et al. *Pseudomonas* skin infection. Am J Clin Dermatol. 2011;12(3):157–69.

[6] Zilberberg MD, Shorr AF. Prevalence of multidrug resistant *Pseudomonas aeruginosa* and carbapenem-resistant *Enterobacteriaceas* among specimens from hospitalized patients with pneumonia and blood-stream infections in the United States from 2000 to 2009. J Hosp Med. 2013;8(10):559–63.

[7] Agger WA, Mardan A. *Pseudomonas aeruginosa* infections of intact skin. Clin Infect Dis. 1995;20(2):302–8.

病例 56　结节性脱发性皮损

Ayşe Nilhan Atsü　Nazlı Caf　Zafer Türkoğlu　Zekayi Kutlubay　著

刘青武　吴瑞英　杨顶权　译

　　患者女性，5 岁，因疼痛性皮损和脱发 6 周就诊，既往体健。初始皮损表现为伴红斑、毛囊炎及鳞屑的小面积脱发，并诉瘙痒。患者曾口服阿莫西林联合克拉维酸及外用夫西地酸治疗，无明显好转。随着时间推移，出现水肿和疼痛。此外，脱发也逐渐进展。患者家庭居住在农村，从事牛、羊养殖，还与流浪狗和流浪猫有较多接触。患者的兄弟姐妹、父母及其他家庭成员未出现类似症状或体征。

　　患者体格检查显示右侧颞部头皮有 5 个红色秃发斑块（5cm×5cm、3cm×2cm、0.5cm×0.3cm、0.5cm×0.2cm 和 1cm×1cm），额部头皮有一个单发斑块（1cm×1cm）。所有斑块均覆有黄色黏着性结痂。皮损内充满脓液和分泌物（图 56-1）。可见多个脓疱，尤其是在最大的斑块内（图 56-2）。身体其他部位的皮肤科检查结果正常。可触及右颈部和枕部淋巴结肿大（直径约 1cm×1.5cm），伴压痛。未见肝脾大。皮肤镜检查可见逗号样发、脓疱、弯曲发、鳞屑、结痂及红斑。

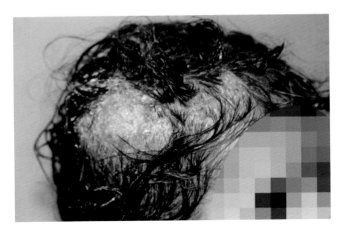

◀ 图 56-1　可见右侧颞部 5 个秃发斑块（**5cm×5cm**、**3cm×2cm**、**0.5cm×0.3cm**、**0.5cm×0.2cm** 和 **1cm×1cm**），额部单发斑块（**1cm×1cm**）。所有斑块均覆有黄色黏着性结痂

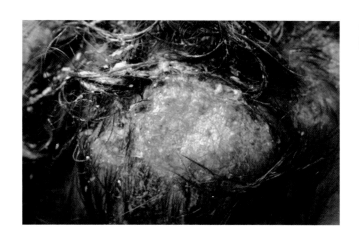

◀ 图 56-2 右颞部红斑和炎性斑片。可见多发脓疱

伍德灯检查显示绿色荧光。直接真菌学检查阴性。

全血细胞计数显示轻度贫血，白细胞升高（ $11.19 \times 10^9/L$ ）。C 反应蛋白和红细胞沉降率升高（分别为 7.6mg/L 和 65mm/h）。无其他明显异常。病毒性肝炎和 HIV 血清学均为阴性。真菌培养可见犬小孢子菌生长。

根据病例描述和照片，您的诊断是什么？

【鉴别诊断】

1. 头皮脓肿。

2. Kerion 脓癣。

3. 斑秃。

4. 盘状红斑狼疮。

【诊断】

Kerion 脓癣。

【讨论】

头癣是青春期前个体最常见的感染，最好发于 3—7 岁的儿童，这一年龄组头癣患者发病率增加与缺乏皮脂分泌有关。头癣在婴幼儿和成人中罕见，并与社会经济地位低和卫生条件差相关。某些病原体如犬小孢子菌、疣状毛癣菌、须癣毛癣菌、断发毛癣菌及许兰毛癣菌可导致头癣。头癣的临床表现可分为炎症性头癣和非炎症性头癣两种亚型。居住在农村和免疫系统紊乱可能促进了脓癣的发生。亲动物性皮肤癣菌在脓癣形成中尤为突出[1]。Kerion脓癣是一种皮肤癣菌感染引发的强烈超敏反应而导致的炎性或化脓性头癣。表现为疼痛、红斑、炎性结痂的单（或多）个结节，可伴脓疱。皮损多为单发，但也可能存在多个斑块，通常伴有脓液排出和区域淋巴结肿大，感染区毛发易拔出。

如果未能及早确诊和及时治疗，该病可能导致纤维化和瘢痕性脱发。须癣毛癣菌、疣状毛癣菌、麦格尼毛癣菌、断发毛癣菌是脓癣的致病因素。此外，犬小孢子菌和石膏样小孢子菌感染也可能导致脓癣的形成[2]。临床检查和真菌培养对头癣的诊断必不可少。儿童人群应避免使用皮肤活检。采用10%~30%氢氧化钾进行直接真菌学试验，可观察到菌丝和孢子等真菌成分[1]。伍德灯检查可用于诊断。在犬小孢子菌引起的感染中，伍德灯检查显示由毛外癣菌感染引起的绿色荧光。疣状毛癣菌也可导致毛外癣菌感染。由断发毛癣菌、苏丹毛癣菌、红色毛癣菌、紫色毛癣菌引起的毛内癣菌型感染在伍德灯下不反射任何颜色[3]。皮肤镜评估在诊断过程中也有一定价值。Kerion脓癣患者可出现断发、鳞屑、毛囊角化、黑点征、弯曲发、红斑、逗号样发、结痂、叉状发、条形码样发、毛囊性脓疱及V形发[4]。

皮肤脓肿是指脓液在表皮、真皮和（或）深层积聚。更浅表的形态被称为疖。痈是多个疖融合而形成的深在性皮肤脓肿。金黄色葡萄球菌和链球菌等革兰阳性菌引起超过90%的皮肤脓肿，只有不到10%的病例中可以分离出革兰阴性菌。皮肤脓肿可由创伤、昆虫咬伤、动物抓伤和咬伤、卫生不良、特应性皮炎和免疫紊乱引起，可发生在各处皮肤表面。在临床检查中，触诊可及红斑和敏感硬结，通常伴有中央脓疱，有波动感。皮肤脓肿的大小不一，但通常为1~3cm。较大的皮肤脓肿患者可伴有发热和疲劳。此外，在外周血中可以观察到白细胞增多和炎症标志物的增加。也可观察到淋巴结肿大。常发生自发性流脓。皮肤脓肿的诊断主要依靠临床检查。超声、组织培养、PCR和血液培养可用于疾病诊断[5]。

斑秃是一种常见的炎症性脱发，可发生于任何年龄、性别和种族背景的人群。尽管该病确切病理生理机制尚不明确，但与自身免疫攻击和其他免疫改变密切。在有自身免疫性疾病和个人特应性病史的患者中发病率较高。斑秃通常表现为小的圆形秃发区（斑片状斑秃）。然而，也可能出现全头皮脱发（全秃）至全头皮和全身脱发（普秃）[6]。虽然斑秃一般无自觉症状，但一些患者可能会有烧灼感和刺痛感、瘙痒或疼痛[7]。无明显炎症及瘢痕。斑秃患者的指（趾）甲可出现点状凹陷和脆性改变[6]。除皮肤科检查外，皮肤镜检查也很重要。斑秃皮肤镜下特征性表现为惊叹号样发、黄点征和营养不良发。

盘状红斑狼疮在儿童人群罕见，可致头皮出现边界不清的秃发性瘢痕性斑块。秃斑表面覆有黏着性鳞屑，剥去鳞屑，肉眼可见毛囊角栓[8]。皮损的特征是皮肤萎缩、毛细血管扩张、色素改变、毛囊角栓和瘢痕[9]。诊断盘状红斑狼疮可能比较困难，因为其皮损表现可类似于细菌或真菌感染。

盘状红斑狼疮的特征性皮肤镜表现为毛囊口缺失、毛囊角栓、分枝状血管、蜂窝样色素网、皮肤异色、鳞屑及毛囊红点模式[10]。直接免疫荧光检查显示真表皮交界处有补体或免疫球蛋白沉积[8]。

关键点

- Kerion 脓癣是一种皮肤癣菌感染引发的强烈超敏反应而导致的炎性或化脓性头癣。
- Kerion 脓癣表现为疼痛和炎性结痂结节，皮损多为单发，但也可能存在多个斑块。
- 如果未能及早确诊和及时治疗，感染可能导致纤维化和瘢痕性脱发。
- 临床检查、皮肤镜检查、10%～30% 氢氧化钾直接真菌学试验、伍德灯检查及真菌培养对 Kerion 脓癣的诊断具有重要价值。

参考文献

[1] John AM, Schwartz RA, Janniger CK. The kerion: an angry tinea capitis. Int J Dermatol. 2016;57(1):3–9. https://doi.org/10.1111/ijd.13423.

[2] Arenas R, Toussaint S, Isa-Isa R. Kerion and dermatophytic granuloma. Mycological and

histopathological findings in 19 children with inflammatory tinea capitis of the scalp. Int J Dermatol. 2006;45(3):215–9. https://doi.org/10.1111/j.1365–4632.2004.02449.x.

[3] Hay RJ. Tinea capitis: current status. Mycopathologia. 2016;182(1–2):87–93. https://doi.org/10.1007/s11046–016–0058–8.

[4] Aqil N, BayBay H, Moustaide K, Douhi Z, Elloudi S, Mernissi FZ. A prospective study of tinea capitis in children: making the diagnosis easier with a dermoscope. J Med Case Rep. 2018;12(1):383. https://doi.org/10.1186/s13256–018–1914–6. PMID: 30591075; PMCID: PMC6309099.

[5] Galli L, Venturini E, Bassi A, Gattinara GC, Chiappini E, Defilippi C, et al. Common community-acquired bacterial skin and soft-tissue infections in children: an intersociety consensus on impetigo, abscess, and cellulitis treatment. Clin Ther. 2019; https://doi.org/10.1016/j.clinthera.2019.01.010.

[6] Strazzulla LC, Wang EHC, Avila L, Lo Sicco K, Brinster N, Christiano AM, Shapiro J. Alopecia areata. J Am Acad Dermatol. 2018;78(1):1–12. https://doi.org/10.1016/j.jaad.2017.04.1141.

[7] Alkhalifah A. Alopecia areata update. Dermatol Clin. 2013;31(1):93–108. https://doi.org/10.1016/j.det.2012.08.010.

[8] Miettunen PM, Bruecks A, Remington T. Dramatic response of scarring scalp discoid lupus erythematosus (DLE) to intravenous methylprednisolone, oral corticosteroids, and hydroxychloroquine in a 5–year–old child. Pediatr Dermatol. 2009;26(3):338–41. https://doi.org/10.1111/j.1525–1470.2009.00916.x.

[9] Arkin LM, Ansell L, Rademaker A, Curran ML, Miller ML, Wagner A, Paller AS. The natural history of pediatric-onset discoid lupus erythematosus. J Am Acad Dermatol. 2015;72(4):628–33. https://doi.org/10.1016/j.jaad.2014.12.028.

[10] Tosti A, Torres F, Misciali C, Vincenzi C, Starace M, Miteva M, Romanelli P. Follicular red dots. Arch Dermatol. 2009;45(12) https://doi.org/10.1001/archdermatol.2009.277.

病例 57　头皮结节性皮损

Amr Mohammad Ammar　Shady M. Ibrahim　Mohamed L. Elsaie　著

刘青武　方慧娟　杨顶权　译

患者男性，61 岁，头皮无症状的皮损 2 年。

体格检查显示右颞部一个边界清楚的多分叶红斑结节，伴渗出、溃疡和结痂（图 57–1）。

皮肤镜下可见边界清楚的圆形至椭圆形、大小不等的淡红色区域（图 57–2）。

根据病例描述、临床和皮肤镜照片，您的诊断是什么？

【鉴别诊断】

1. 基底细胞癌。

2. 化脓性肉芽肿。

3. 获得性毛细血管瘤。

4. 卡波西肉瘤。

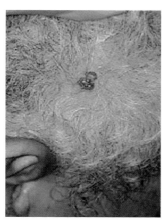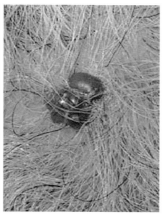

◀ 图 57–1　右颞部单发红斑结节

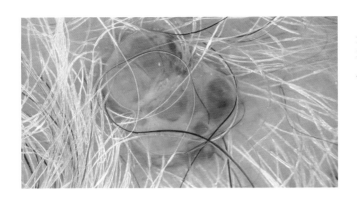

◀ 图 57-2　皮肤镜显示边界清楚的圆形至椭圆形、大小不等的淡红色区域（腔隙）。腔隙内未见血管结构

【诊断】

获得性毛细血管瘤。

【讨论】

由于分类系统不一致、对自然病史了解不足，以及临床和组织学特征的相互重叠，脉管性疾病的诊断具有挑战性[1]。现行的分类方法由 Mulliken 和 Glowacki 提出，于 1996 年被国际脉管性疾病研究协会认可[1]。据此，脉管性疾病分为血管肿瘤（以血管内皮增生为特征的皮损）和血管畸形（以畸形发生和正常内皮细胞转换为特征的皮损）[1-3]。

血管瘤是最常见的血管性肿瘤[2]，很少在出生时就有，一般在出生后 6 个月内迅速生长，并随时间推移而自发消退[2]。与之相反，血管畸形在出生时就存在，在个体的一生中成比例生长，并且在本质上是浸润性的[2, 4]。与易于压缩的血管畸形相比，血管瘤质硬而具有弹性，难以被压缩[5]。

根据发病时间，血管瘤可进一步分为"先天性血管瘤"和"婴儿血管瘤"[2]。先天性血管瘤罕见，在出生时就存在[2]，常见的有两种类型，一种在婴儿期快速消退（迅速消退型先天性血管瘤），另一种从不消退（不消退型先天性血管瘤）[2]。婴儿血管瘤是婴儿期最常见的肿瘤，占 4%～10%[2]。血管瘤还可根据其深度分为浅表型、深层型和复合型[1]。浅表型血管瘤延伸至真皮浅层，呈红色结节状[2, 5]。深层型血管瘤累及真皮下层或皮下组织，呈浅蓝色隆起物[2, 5]。复合型血管瘤包含了深层型和浅表型的特点[2]。

　　获得性毛细血管瘤似乎是真正的毛细血管肿瘤，需要仔细与其他肿瘤性疾病进行鉴别，如卡波西肉瘤、血管肉瘤、获得性丛状血管瘤、血管内乳头状内皮细胞增生症[6, 7]。化脓性肉芽肿，一种常见的皮肤血管肿瘤，生长迅速，常与血管瘤混淆[3]。该病在各个年龄段均可发生，有轻微女性倾向，并且会影响到1%的孕妇。皮损较小（平均直径 6.5mm），常伴有表皮结痂，随后出现远端组织脱落[3]。规律性反复大量出血[3]。组织学上，它属于一种上皮性肿瘤而非内皮性肿瘤，由伴溃疡或侵蚀性表皮和炎症细胞的疏松血管肉芽组织组成[4, 8]。

　　眼睑、眼周和头皮的获得性毛细血管瘤极为罕见[7]，确切病因尚不清楚，与青春期和妊娠期间的激素变化和雌激素水平增加有关[9, 10]。血管生成生长因子，包括血管内皮生长因子的过度表达与毛细血管瘤相关[11]。成人或获得性"血管瘤"不会像婴儿血管瘤一样消退[12]。皮损的无消退性、美观性、视力障碍及预防意外外伤和出血是就诊的主要原因[11]。

　　尽管多种治疗方案已经获得成功，但成人毛细血管瘤没有标准的治疗模式。该患者的皮损已使用皮损内注射糖皮质激素和切割透热治疗，未观察到复发迹象。

关键点

- 血管瘤是最常见的血管肿瘤，很少在出生时就有，一般在出生后 6 个月内迅速生长，并随时间推移而自发消退。
- 血管生成生长因子，包括血管内皮生长因子的过度表达与毛细血管瘤相关。
- 成人或获得性"血管瘤"不会像婴儿血管瘤一样消退。

参 考 文 献

[1] Theologie-Lygidakis N, Schoinohoriti OK, Tzerbos F, Iatrou I. Surgical management of head and neck vascular anomalies in children: a retrospective analysis of 42 patients. Oral Surg Oral Med Oral Pathol Oral Radiol. 2014;117:e22–31.

[2] Richter GT, Friedman AB. Hemangiomas and vascular malformations: current theory and management.

Int J Pediatr. 2012;2012:645678.

[3] Mulliken JB, Fishman SJ, Burrows PE. Hemangiomas and other vascular tumors. In: Wells SA, editor. Current problems in surgery: vascular anomalies. Boston: Mosby; 2000. p. 529–51. [Google Scholar].

[4] Rachappa MM, Triveni MN. Capillary hemangioma or pyogenic granuloma: a diagnostic dilemma. Contemp Clin Dent. 2010;1:119–22. [PMC free article] [PubMed] [Google Scholar].

[5] McGill T, Mulliken J. Otolaryngology head and neck surgery. In: Vascular anomalies of the head and neck. Baltimore: Mosby; 1993. p. 333–46. [Google Scholar].

[6] Brannan S, Reuser TQ, Crocker J. Acquired capillary haemangioma of the eyelid in an adult treated with cutting diathermy. Br J Ophthalmol. 2000;84:1322.

[7] Leroux K, den Bakker MA, Paridaens D. Acquired capillary hemangioma in the lacrimal sac region. Am J Ophthalmol. 2006;142:873–5.

[8] Oda D. Soft-tissue lesions in children. Oral Maxillofac Surg Clin North Am. 2005;17:383–402.

[9] Pushker N, Bajaj MS, Kashyap S, Balasubramanya R. Acquired capillary haemangioma of the eyelid during pregnancy. Clin Exp Ophthalmol. 2003;31:368–9.

[10] Garg R, Gupta N, Sharma A, Jain R, Beri S, D'Souza P, et al. Acquired capillary hemangioma of the eyelid in a child. J Pediatr Ophthalmol Strabismus. 2009;46:118–9.

[11] Steeples LR, Bonshek R, Morgan L. Intralesional bevacizumab for cutaneous capillary haemangioma associated with pregnancy. Clin Exp Ophthalmol. 2013;41:413–4.

[12] Connor SE, Flis C, Langdon JD. Vascular masses of the head and neck. Clin Radiol. 2005;60:856–68.

病例58　头皮局限性脱发斑伴结痂

Amr Mohammad Ammar　Shady M. Ibrahim　Mohamed L. Elsaie　著
杨淑霞　译

患者女性，35 岁，无症状的头皮皮损 3 年。

体格检查可见一个界限清楚的局限性脱发斑，伴结痂（图 58-1）。

皮肤镜下可见局限性脱发斑伴多处糜烂、结痂、蓝灰色点、小球及皮损周围的叶状结构。此外，还有细树枝状血管穿过中线（图 58-2）。

根据病例描述、临床和皮肤镜照片，您的诊断是什么？

【鉴别诊断】

1. 基底细胞癌。

2. 盘状红斑狼疮。

3. 血管角化瘤。

4. 卡波西肉瘤。

【诊断】

基底细胞癌。

【讨论】

基底细胞癌（BCC）是一种基底样细胞的肿瘤性增生，可能起源于毛囊来源的基底细胞。可出现在任何有毛的部位，但常出现在阳光暴露区域，特别是面部。除痣样基底细胞癌综合征外，掌跖受累非常罕见[1]。

BCC 是白皮肤人群中最常见的恶性肿瘤[1]。该病是一种生长缓慢的肿瘤，是毛囊基底细胞的肿瘤性增生[2]，通常是局部侵袭，几乎没有转移风险[1]。有学者提出，和鳞状细胞癌（SCC）一样，BCC 前体细胞是角质形成细胞[1]。多年

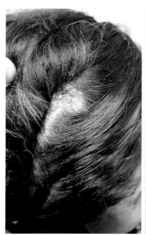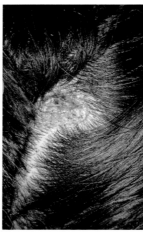

◀ 图 58-1　一个界限清楚的局限性脱发区域，伴结痂

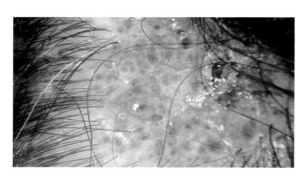

◀ 图 58-2　皮肤镜检查显示局限性脱发区域，有多发糜烂、结痂、蓝灰色点、小球和皮损周围的叶状结构。此外，还存在穿过中线的细树枝状血管

来，大多数国家出于统计目的，通常将 SCC 和 BCC 归于非黑素瘤皮肤癌一类，而没有将 SCC 与 BCC 区分开进行肿瘤记录[3-5]。然而，根据 Andrade 等的研究（2012）[1]，BCC 和 SCC 代表不同的临床实体，由不同的病因病理途径导致，因此应始终将它们分开考虑。

尽管 BCC 的发病率很高，但其发病机制尚不清楚，先前的研究已经显示其病理的多因素基础[5]。

BCC 可发生在身体的不同部位，包括头皮。头皮是一个独特的解剖区域，此处毛囊皮脂腺很集中，而且由于头皮有头发，受到防晒保护。考虑到日晒是 BCC 的主要危险因素之一，目前尚不清楚 BCC 为何会在头皮上发生。此外，头皮上的 BCC 被认为更具侵袭性[5, 6]。

在所有的 BCC 病例中，少于 0.5% 的肿瘤直径＞5cm[6]，称为巨大 BCC。在大多数巨大 BCC 中，危险因素是缺乏意识和自我疏忽[7, 8]。超过 50% 的病例与吸烟密切相关[9]。大多数巨大 BCC 在发现时已发生局部或远端转移[10]。由于发现较晚和体积较大，许多巨大 BCC 可能无法保持原始肿瘤的形态特征，而类似于鳞状细胞癌。

关键点

- 基底细胞癌是一种基底样细胞的肿瘤性增生，可能起源于毛囊来源的基底细胞。
- 基底细胞癌是白皮肤人群中最常见的恶性肿瘤。
- 尽管基底细胞癌的发病率很高，但其发病机制仍不清楚。

参 考 文 献

[1] Andrade P, Brites MM, Vieira R, Mariano A, Reis JP, Tellechea O, Figueiredo A. Epidemiology of basal cell carcinomas and squamous cell carcinomas in a Department of Dermatology: a 5 year review. An Bras Dermatol. 2012;87(2):212–9.

[2] Sarkar S, Kunal P, Kishore B, Ghosh K. Neglected basal cell carcinoma on scalp. Indian J Dermatol. 2016;61(1):85–7.

[3] Dessinioti C, Antoniou C, Katsambas A, Stratigos AJ. Basal cell carcinoma: what's new under the sun? Photochem Photobiol. 2010;86(3):481–91.

[4] Ferrandiz C, Fuente MJ, Ferrandiz L, Carrascosa JM. Basal cell carcinoma. Cancer Treat Res. 2009;146:263–78.

[5] Heller ER, Gor A, Wang D, Hu Q, Lucchese A, Kanduc D, Sinha AA. Molecular signatures of basal cell carcinoma susceptibility and pathogenesis: a genomic approach. Int J Oncol. 2013;42(2):583–96.

[6] Takemoto S, Fukamizu H, Yamanaka K, Nakayama T, Kora Y, Mineta H. Giant basal cell carcinoma: improvement in the quality of life after extensive resection. Scand J Plast Reconstr Surg Hand Surg. 2003;37:181–5. [PubMed] [Google Scholar].

[7] Lorenzini M, Gatti S, Giannitrapani A. Giant basal cell carcinoma of the thoracic wall: a case report and review of the literature. Br J Plast Surg. 2005;58:1007–10. [PubMed] [Google Scholar].

[8] Manstein CH, Gottlieb N, Manstein ME, Manstein G. Giant basal cell carcinoma: a series of seven T3 tumors without metastasis. Plast Reconstr Surg. 2000;106:653–6. [PubMed] [Google Scholar].

[9] Smith JB, Randle HW. Giant basal cell carcinoma and cigarette smoking. Cutis. 2001;67:73–6. [PubMed] [Google Scholar].

[10] Scanlon EF, Volkmer DD, Oviedo MA, Khandekar JD, Victor TA. Metastatic basal cell carcinoma. J Surg Oncol. 1980;15:171–80.

病例 59　头皮弥漫性鳞屑

Amr Mohammad Ammar　Shady M. Ibrahim　Mohamed L. Elsaie　著
刘　湘　译

患儿，10岁，因局限性脱发2个月就诊。

体格检查示头皮弥漫性鳞屑，未见脱发（图59-1）。

干性毛发镜下可见头皮弥漫性白色鳞屑，未见脱发。使用浸润液后，毛发镜下可见较多摩斯码样发、Z形发、螺旋状发、逗号样发（图59-2和图59-3）。

根据病例描述和照片，您的诊断是什么？

【鉴别诊断】

1. 银屑病。

2. 头癣。

3. 脂溢性皮炎。

4. 斑秃。

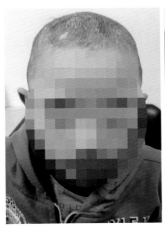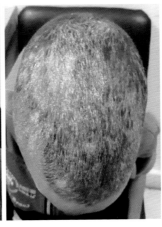

◀ 图59-1　头皮部弥漫性鳞屑，未见脱发

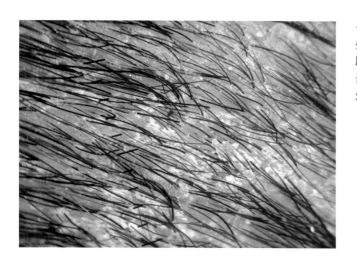

▲ 图 59-2 干性毛发镜显示头皮弥漫性白色鳞屑，未见脱发

译者注：原著图 59-2 与图 59-3 顺序有误，已调整

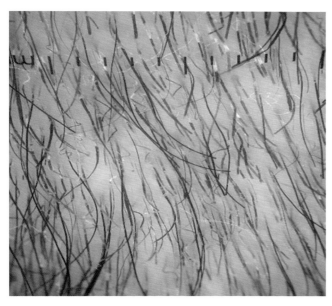

▲ 图 59-3 使用湿润液后，毛发镜下可见较多摩斯码样发、Z 形发、螺旋状发及逗号样发

【诊断】

头癣。

【讨论】

头癣由头皮、眉毛和睫毛部浅表性真菌感染引起，常累及局部毛干和毛囊。

该病被认为是一种浅表性真菌病或皮肤癣菌病[1]。

　　引起头癣的病原体包括被称为皮肤癣菌的嗜角质蛋白真菌。这类真菌通常存在于无生命的皮肤角质层及皮肤附属器中。皮肤癣菌可侵犯皮肤的最外层（角质层），或者其他表皮源性角化皮肤附属器，如毛发和指（趾）甲等[2]。

　　引起头癣的皮肤真菌可分为亲人性真菌和亲动物性真菌。亲人性真菌优先感染人类。最常见的亲人性真菌可于毛干内形成直径为 3～4μm 的大分子孢子。亲动物性真菌感染患者是通过直接接触受感染的动物而被传染。亲动物性真菌感染的典型表现是形成直径为 1～3μm 的小分生孢子，并围绕毛干外部延伸[3]。在埃及，头癣是最常见的皮肤癣菌病。最常分离出的皮肤癣菌为紫色毛癣菌，其次是犬小孢子菌、红色毛癣菌及布拉尔小孢子菌。但絮状表皮癣菌和断发毛癣菌很少被分离出来[4-6]。

　　毛发镜检查是诊断和监测儿童头癣的一种简单、快速、廉价方法。但真菌学检测仍是头癣诊断金标准。2008 年，Slowinska 等首次报道了 2 例头癣患儿的逗号样发[3]。2011 年，Hughes 等报道 6 例黑皮肤人群头癣患儿的螺旋状发，其中以苏丹毛癣菌感染病例尤为典型[7]。Hughes 等认为螺旋状发可能是逗号样发在黑皮肤人群头癣患者中的一种变异体，或者是苏丹毛癣菌感染的一种特征性表现[7]。

关键点

- 头癣由头皮浅表性真菌感染引起。
- 引起头癣的皮肤癣菌可分为亲人性真菌和亲动物性真菌。
- 毛发镜检查是诊断和监测儿童头癣的一种简单、快速、廉价方法。

参考文献

[1] Seebacher C, Bouchara JP, Mignon B. Updates on the epidemiology of dermatophyte infections. Mycopathologia. 2008;166(5–6):335.

[2] Bonifaz A, Isa-Isa R, Araiza J, Cruz C, Hernández MA, Ponce RM. Cytobrushculture method to diagnose tinea capitis. Mycopathologia. 2007;163(6):309–13.

[3] Slowinska M, Rudnika L, Schwartz RA, Kowalska-Oledzka E, Rakowska A, Sicinska J, et al. Comma hairs: a dermoscopic marker for tinea capitis: a rapid diagnostic method. J Am Acad Dermatol. 2008;59:S77–9.

[4] Zaki S-M, Ibrahim N, Shetaia YM, Abdel-Ghany K. Dermatophyte infections in Cairo, Egypt. Mycopathologia. 2008;167(3):133–7.

[5] Younes AEKH, Mohamed E-EM, Tawfik KM, Ezzat AA. Tinea capitis in Assiut (Egypt). AAMJ. 2012;10(1)

[6] Aqil N, BayBay H, Moustaide K, Douhi Z, Elloudi S, Aqil FZM, et al. A prospective study of tinea capitis in children: making the diagnosis easier with a dermoscope. J Med Case Rep. 2018;12:383. https://doi.org/10.1186/s13256–018–1914–6.

[7] Hughes R, Chiaverini C, Bahadorian P, et al. Corkscrew hair: a new dermoscopic sign for diagnosis of tinea capitis in black children. Arch Dermatol. 2011;147:355.

病例 60　前额部头皮溃疡性皮损

Uwe Wollina　著

刘青武　蒋宇琪　杨顶权　译

患者女性，56 岁，因前额部头皮慢性皮损 5 年，就诊于皮肤与变态反应科。患者曾接受局部糖皮质激素和抗生素治疗，但未见改善。

患者既往史无异常。无外伤史。

体格检查前额部头皮可见单一皮损，部分结痂，结痂下可见溃疡，周围伴红斑斑块和瘢痕样改变。毛发密度明显降低（图 60-1）。在细菌学培养中，分离出金黄色葡萄球菌。

根据病例描述和照片，您的诊断是什么？

【鉴别诊断】

1. 鳞状细胞癌。
2. 神经性溃疡。

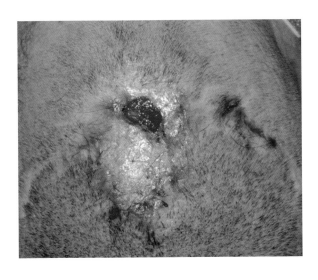

◀ 图 60-1　红斑斑块和瘢痕样改变包围的溃疡，伴有脱发

3. 盘状红斑性狼疮。

4. 溃疡性瘢痕。

5. 溃疡性毛发扁平苔藓。

此病例见参考文献 [6]。

【诊断】

溃疡性毛发扁平苔藓。

【讨论】

笔者怀疑该患者头皮上患有皮肤癌。因此，决定手术完全切除。手术在全身麻醉下进行。采用组织推进皮瓣联合双侧游离的方法闭合缺损。愈合效果一般（图 60-2）。组织学检查排除了皮肤癌。皮脂腺漏斗下部可见角化过度栓。此外，表皮颗粒层增厚，基底细胞空泡变性及苔藓样淋巴细胞浸润。弹力纤维明显缺失。直接免疫荧光检测纤维蛋白线状沉积呈阳性。确诊为毛发扁平苔藓。

扁平苔藓（LP）是一种常见的以瘙痒和伴 Wickham 纹的红斑丘疹为特征的皮肤黏膜炎症性疾病。毛囊性毛发扁平苔藓（follicular lichen planopilaris，LPP）累及有毛发的区域。LPP 有 3 种变异体，包括 Graham-Little-Piccardil-Lasseur 综合征、额部纤维性脱发和经典型 LPP。经典型 LPP 多表现为头皮的斑片状进行

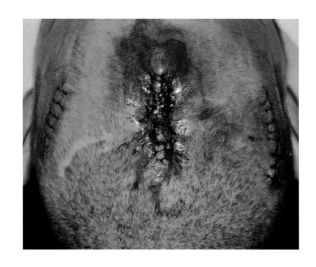

◀ 图 60-2　术后 5 天

性瘢痕性脱发。相比之下，额部纤维性脱发的特征在于额颞部发际线的后退。Graham-Little-Piccardil-Lasseur 综合征表现为头皮瘢痕性脱发、腋窝和腹股沟非瘢痕性脱发、躯干和四肢毛囊性丘疹性角化过度。LPP 与甲状腺疾病相关[1]。长期溃疡性 LPP 可引起继发性肿瘤，如鳞状细胞癌[2]。

经典型 LPP 的治疗方案包括局部应用或皮损内注射糖皮质激素和局部应用钙调神经磷酸酶抑制药。据报道，每日使用 0.016% 氮芥凝胶，连续 24 周，可显著改善症状[3]。口服米诺环素、甲氨蝶呤、环孢素 A、羟氯喹、吗替麦考酚酯或异维 A 酸可能有效[4]。此外，已有托法替布治疗 LPP 有效的报道[5]。溃疡性 LPP 可作为手术治疗的指征[6, 7]。

关键点

- 毛发扁平苔藓是扁平苔藓的一种毛囊性亚型。
- 溃疡性 LPP 较为罕见，但可能是继发性鳞状细胞癌的危险因素。

参 考 文 献

[1] Larkin SC, Cantwell HM, Imhof RL, Torgerson RR, Tolkachjov SN. Lichen planopilaris in women: a retrospective review of 232 women seen at Mayo clinic from 1992 to 2016. Mayo Clin Proc. 2020;95(8):1684–95.

[2] Garrido Colmenero C, Martín Castro A, Valenzuela Salas I, Martínez García E, Blasco Morente G, Tercedor SJ. Squamous cell carcinoma in lichen planopilaris. J Dermatol Case Rep. 2013;7(3):84–7.

[3] Pincelli TP, Heckman MG, Cochuyt JJ, Sluzevich JC. Valchlor® in the treatment of lichen planopilaris and frontal fibrosing alopecia: a single arm, open-label, exploratory study. Int J Trichol. 2020;12(5):220–6.

[4] Fatemi F, Mohaghegh F, Danesh F, Saber M, Rajabi P. Isotretinoin for the treatment of facial lichen planopilaris: a new indication for an old drug, a case series study. Clin Case Rep. 2020;8(12):2524–9.

[5] Plante J, Eason C, Snyder A, Elston D. Tofacitinib in the treatment of lichen planopilaris: a retrospective review. J Am Acad Dermatol. 2020;83(5):1487–9.

[6] Wollina U, Heinig B, Koch A, Nowak A, Tchernev G, França K, Lotti T. Ulcerating lichen planopilaris-successful treatment by surgery. Open Access Maced J Med Sci. 2018;6(1):96–8.

[7] Assouly P, Reygagne P. Lichen planopilaris: update on diagnosis and treatment. Semin Cutan Med Surg. 2009;28(1):3–10.